JN086055

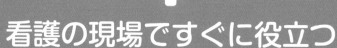

I want to improve my skills

ナースのためのスキルアップノート

看護の現場ですぐに役立つ

人工呼吸ケアの キホン

第2版

患者さんのための適切な操作法をマスター！

株式会社レアネットドライブ ナースハッピーライフ編集グループ 著

長尾クリニック院長 **長尾和宏** 監修

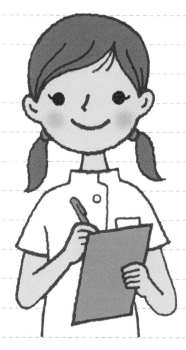

秀和システム

はじめに

　みなさんは、「人工呼吸器」と聞くと、どのようなイメージが浮かびますか？　「人命を預かる大変な器械」「覚えることがたくさんあって大変そう」など、マイナスイメージを持つ人もいるかもしれません。

　確かに、人工呼吸器を使用している患者さんは、命の危険がある人が多いですし、とても難しいことをしているように見えるかもしれません。

　でも、それ以外の医療機器ではどうでしょう？　人工呼吸器以外の機器でも、学ぶことや覚えることはたくさんあります。新人ナースであれば、どのような機器でも「初めて見るもの」ばかりですよね。学生のころの勉強とは違い、目の前には患者さんやご家族がいるわけですから、医療機器を扱いながら、実は心臓がバクバクしている人もいるのではないかと思います。

　また、かつての新人ナースの場合でも同様です。いままでの自分の経験が役に立つこともありますが、自分が経験してこなかったことについては、新人ナースと変わりません。それにもかかわらず、「これまでの経験があるから……」ということで、なかなか先輩ナースには聞きにくいというのが、率直な気持ちではないでしょうか。

　本書では、人工呼吸器看護のポイントに的を絞って、簡潔に解説しています。新人でもかつての新人でも、知りたいけれど先輩には聞けない、ということもたくさんあると思います。そんな「いまさら聞けない」人工呼吸器看護の知識を、本書から少しでも学んでいただければ幸いです。

　それから、本書はこのたびの改訂にあたり、なんと！　人工呼吸器のプロである臨床工学技士さん3名に、編集協力をしていただきました。最近よく使われるようになったモードの解説や、新人看護師から「よく聞かれること」をQ&Aとしてまとめてくださいました。

　本書が少しでも、あなたのお仕事の助けになりますように。

2021年3月　ナースハッピーライフ編集グループ

監修者より

現場でこれほど役に立つ医学書はない

　医学の発達と共に、人工呼吸器と接する機会が増えています。いまや人工呼吸器の知識なしに医療者として働くことはできない時代になりました。そんな中、本書を監修させていただきながら、様々な医療現場でこれほど役に立つ医学書はないと強く確信しました。

　人工呼吸器を装着した患者さんが続々と自宅に帰ってくる時代です。呼吸器疾患のみならず神経難病や小児の先天性疾患への適応事例も増えてきました。病院では主に専門の医師が管理していた機器を、家に帰った瞬間から訪問看護師とご家族が管理することになります。失敗は許されません。そんな中、訪問看護師と介護家族にとってもこれほど役に立つ実践書はありません。もちろん非専門医やプライマリケア医にも強くお薦めできる画期的な書籍です。

　一方、2016年度から特定看護師が続々と誕生しています。気管カニューレや人工呼吸器の調節、ウィーニングなど、これまで医師だけが行っていた医療行為が看護師に少しずつ権限移譲されていきます。それに伴って、看護師にもより正確な医学知識が求められる時代です。本書が人工呼吸器医療の進歩に寄与することを確信しています。

2021年3月　長尾クリニック院長　長尾 和宏

看護の現場ですぐに役立つ
人工呼吸ケアのキホン [第2版]

contents

chapter

1 人工呼吸器はどんな人がつけているの？

chapter

2 人工呼吸器を準備しよう

chapter 3 人工呼吸器を装着している患者さんへのケアのポイント

chapter 4 知っておきたい換気の仕組み

chapter 8 患者さんの変化に気が付くためには？

chapter 9 合併症ってどんなもの？

chapter 10 NPPV（非侵襲的陽圧換気）とは？

chapter 11 小児の人工呼吸管理って？

chapter 12 呼吸器Q&A

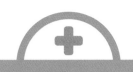

本書の特長

　人工呼吸器は、呼吸不全をきたしている様々な患者に使用され、患者の生命を左右する重要な医療機器です。なんだか堅苦しくて難しいイメージがあると思います。そこで本書では、パッと見て、ザックリわかる！　というのをコンセプトに説明してみました。

役立つポイント1　見出しを見ただけでイメージがつかめる

　人工呼吸器看護について調べようと思っても、覚えなければならない知識が多すぎて、「で、結局何をすればいいの!?」と思ったことはありませんか？

とにかく、知りたいことがすぐイメージできるように見出しを工夫しました。

　「ザックリすぎるけど、逆に大丈夫？」と思うかもしれませんが、心配はいりません。必要な情報はポイントを絞って漏れなく記載してあります。現場で必要なことはすべて本書に出てきますので安心してください。

役立つポイント2　実践ですぐに役立つ

　看護師の立場から、ついついやってしまうよくない行為や、間違えがちな行為は、こうすればいいというように、実際の現場ですぐに使えるポイントがパッと見てわかるようにしてあります。

役立つポイント3　ベテランナースのアドバイス

　補足説明や、かゆいところに手が届くちょっとしたアドバイスを随所に入れてありますので、併せて読んでいただくことで、より理解が深まるようになっています。

役立つ
ポイント4 根拠がわかる

単に「こうしなさい」というのではなく、なんでその行為が必要なの？　という理由や根拠も説明してあります。だから、無駄なく的確な対応ができるようになります。

役立つ
ポイント5 日常業務で遭遇することの多い例を紹介

臨床の場面で遭遇する様々な場面を想定した実施方法が記載されています。日常業務で遭遇することの多い例を記載してあるので、すぐに現場で役立ちます。また、患者やその家族への対応も具体的に理解することができます。

以上、看護師になりたての方だけでなく、ベテランの方まで幅広く参考にしていただければ幸いです。

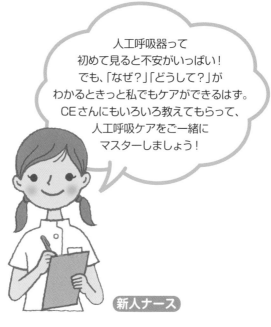

人工呼吸器って
初めて見ると不安がいっぱい！
でも、「なぜ？」「どうして？」が
わかるときっと私でもケアができるはず。
CEさんにもいろいろ教えてもらって、
人工呼吸ケアをご一緒に
マスターしましょう！

新人ナース

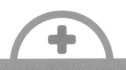

本書の使い方

　本書はchapter 1から12までで構成されています。

　人工呼吸器看護の基本的な内容から、**人工呼吸器の準備、ケアのポイント、アラームへの対応、気管挿管のこと、患者や家族への対応、合併症、子供の呼吸器管理**まで、人工呼吸器看護に必要な項目を網羅しています。

　基本から学びたい人は最初から、ある項目だけ知りたい人は途中から……というように、読む人の状況に合わせてどこから読んでも知りたい情報が得られます。それぞれの項目でポイントを絞って解説してありますので、好きなところから読んでもらってかまいません。

　人工呼吸器看護には、**異常の早期発見と迅速かつ的確な対応**が求められます。本書では、人工呼吸器看護の様々な業務の中で、いまはどの項目に着目すればよいのか、ということが一目でわかります。

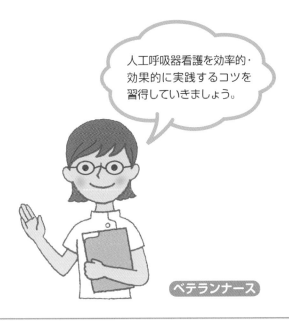

人工呼吸器看護を効率的・効果的に実践するコツを習得していきましょう。

ベテランナース

注　意

　本書は著者の調査、知見、出版時の最新情報などに基づき記述されたものですが、記載内容によるトラブル、損害、不測の事態などについて、著者、監修者、出版社はその責任を負いかねますのでご了承ください。

　実際の治療やケアに際しては、医師などにご確認ください。

この本の登場人物

本書の内容をより的確に理解していただくために、医師、
ベテランナース、先輩ナースからのアドバイスやポイントの説明を掲載しています。
また、新人ナースや患者さんも登場します。

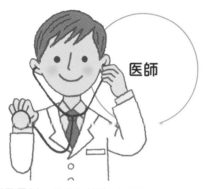

医師

病院の勤務歴8年。的確な判断と処置には定評があります。

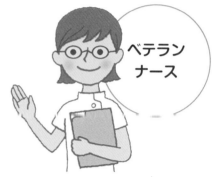

ベテランナース

看護師歴12年。優しさの中にも厳しい指導を信念としています。

先輩ナース

看護師歴5年。新人ナースの指導役でもあります。

新人ナース

看護師歴1年。人工呼吸器看護について、「Nurse Note」をまとめながら、勉強しています。

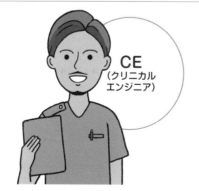

**CE
(クリニカル
エンジニア)**

CE歴15年。医療機器のことなら何でも聞いて! という頼れる技師さんです。

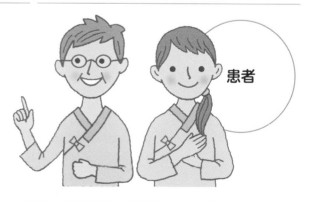

患者

患者さんからの気持ちなどを語っていただきます。

chapter 1

人工呼吸器はどんな人が
つけているの？

まずは、実際にどんな人が
人工呼吸器を必要としているのか、
おさらいしてみましょう。

人工呼吸器が必要な人って？

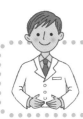

人工呼吸器が必要な人とは、どのような人なのでしょう？
まずは、人工呼吸器が必要な人の症状について考えてみましょう。

人工呼吸器を必要とする4つの症状

人工呼吸器は次の4つの状態のときに必要になります。

① 自発呼吸ができない、呼吸が不十分である。
② PaO_2（動脈血酸素分圧）が60〜70mmHg以下の低酸素の状態。
③ 体内の二酸化炭素（CO_2）の増加。
④ 促拍呼吸＊や、肩で息をするような補助呼吸をしている状態。

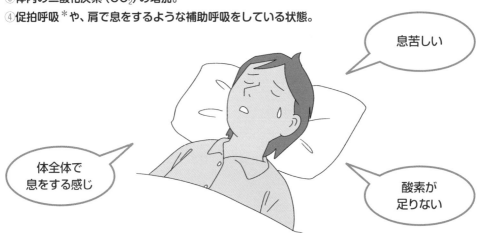

息苦しい

体全体で
息をする感じ

酸素が
足りない

PaO_2とは何でしょう？

PaO_2（動脈血酸素分圧）とは、動脈血中の酸素の量です。

正常値は80〜100mmHgです。PaO_2が60mmHg以下の場合は、呼吸不全と評価します。

＊促迫呼吸　健康な成人の呼吸数は1分間に12〜20回程度だが、呼吸数が毎分24回以上になる状態のこと。「頻呼吸」と同義。

呼吸器の位置を確認しよう

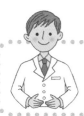

人の体の呼吸器はどのような仕組みになっているのでしょうか？
呼吸器の位置をしっかり確認してみましょう。

気道（上気道）

呼吸器は気道と肺から成り立っています。気道は、上気道と下気道に分けることができ、口や鼻から気管までの間を上気道といいます。

●上気道の正中断面

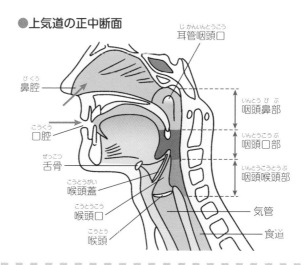

耳管咽頭口（じ かんいんとうこう）

鼻腔（びくう）

口腔（こうくう）

舌骨（ぜっこつ）

喉頭蓋（こうとうがい）

喉頭口（こうとうこう）

喉頭（こうとう）

咽頭鼻部（いんとう び ぶ）

咽頭口部（いんとうこうぶ）

咽頭喉頭部（いんとうこうとうぶ）

気管

食道

肺と気管（下気道）

喉頭から肺までを下気道といい、気管と気管支、細気管支、呼吸細気管支に分かれます。

気管が1回分岐すると肺の中へ入り、23回分岐して、肺胞になります。

●気管、気管支、肺

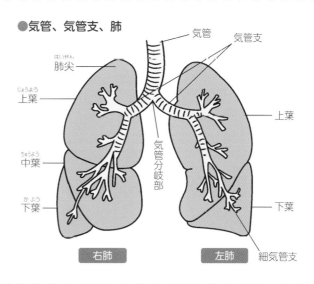

気管

気管支

肺尖（はいせん）

上葉（じょうよう）

中葉（ちゅうよう）

下葉（かよう）

気管分岐部

上葉

下葉

細気管支

右肺　左肺

呼吸とは何でしょう？

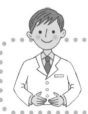

呼吸とは、息を吸ったり吐いたりして、体の中に酸素を取り込み、二酸化炭素を体の外に排出することです。

 ## 外呼吸と内呼吸を理解しよう

呼吸は、外呼吸と内呼吸に分けることができます。ここでは、外呼吸と内呼吸の仕組みについて考えてみましょう。

空気中からO_2（酸素）を吸い、肺でガス交換[*]

をして、体の外へCO_2（二酸化炭素）を吐き出すことを**外呼吸**といいます。また、血液中のO_2を細胞が吸収して、不要なCO_2を血液中に排出することを**内呼吸**といいます。

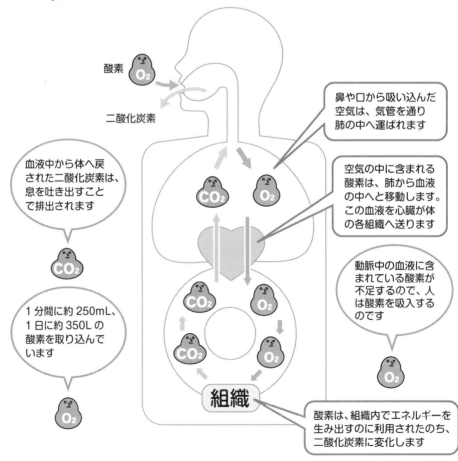

酸素 O_2

二酸化炭素

鼻や口から吸い込んだ空気は、気管を通り肺の中へ運ばれます

血液中から体へ戻された二酸化炭素は、息を吐き出すことで排出されます

空気の中に含まれる酸素は、肺から血液の中へと移動します。この血液を心臓が体の各組織へ送ります

動脈中の血液に含まれている酸素が不足するので、人は酸素を吸入するのです

1分間に約250mL、1日に約350Lの酸素を取り込んでいます

組織

酸素は、組織内でエネルギーを生み出すのに利用されたのち、二酸化炭素に変化します

呼吸と息の関係とは？

吸い込んだ空気（吸気）と、吐き出した空気（呼気）のO_2とCO_2のバランスは、おおよそ次のように変わります。

吸気	O_2：CO_2	＝	20%：0.03〜0.04%
呼気	O_2：CO_2	＝	17%：5%

呼吸と人工呼吸器の関係

呼吸とは人が生きるうえで大切な機能であり、その呼吸において、呼吸器はとても重要な役割を担っています。

健康な人であれば、ふだん、何気なく行っている呼吸ですが、呼吸器はとても複雑な構造をしており、計算されつくした働きをしているのです。

これを、機械の力で代行しようというのが、人工呼吸器です。

人工呼吸器は、いくつもの医療機器メーカーから、とてもたくさんの種類が出ていますが、その原理はすべて同じ。「なぜそうなる？」「どうしてこの機能が必要？」ということがわかれば、難しいことはありません。

まずは正常な呼吸を理解し、「それを助けるためには何が必要か」を考えられるようになれば、自然と「人工呼吸器ケア」ができるようになってくると思います。

人工呼吸器を装着する理由には、いくつもの原因疾患があります。それによって起こる呼吸不全とはどのような状態なのか、何が原因で起こるのか、共通点を探してみましょう。

＊**ガス交換**　この場合は、内呼吸によって、肺胞と肺胞周囲の肺毛細血管の間で、酸素（O_2）と二酸化炭素（CO_2）の交換をすること。

正常な呼吸のサイクルって？

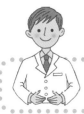

正常な呼吸のサイクルとは、どんなものでしょうか。

正常な呼吸サイクルを理解しよう

まずは、呼吸サイクルの4つのフェーズ、「吸気」「吸気ポーズ」「呼息（呼気＋呼気ポーズ）」「休止期」の構造から理解しましょう。

吸気：息を吸っている時間
吸気ポーズ：呼息に変わる前に少し止まっている時間
呼息：息を吐いている時間
休止期：吸気が始まる前の休んでいる時間

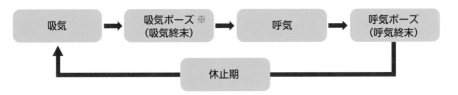

※EIP（End-Inspiratory Pause、吸気終末プラトーまたは単にプラトー）と呼ぶ

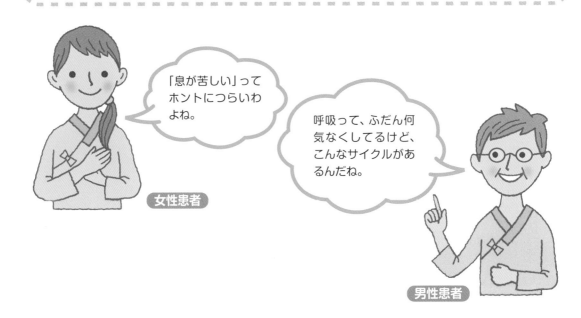

「息が苦しい」ってホントにつらいわよね。

女性患者

呼吸って、ふだん何気なくしてるけど、こんなサイクルがあるんだね。

男性患者

健康な人の呼吸時間とは？

健康な人の吸気時間は1秒、吸気ポーズ時間は0.2秒、呼息時間は1.2秒くらいです。休止時間を入れなければ、吸気、吸気ポーズ、呼息時間の合計は、2.4秒になります。呼吸数には、はっきりした定義はありませんが、1分間の呼吸が**25回以上で頻呼吸、10回未満で除呼吸**といわれています。

安静時呼吸回数15回／分とすると
1呼吸サイクル：4秒　うち休止時間：1.6秒

| 吸気時間：
1秒 | 吸気ポーズ時間：
0.2秒 | 呼気時間：
1秒 | 呼気ポーズ＋休止期時間：
1.8秒 |

4秒

休止時間がなければ
1呼吸サイクル：2.4秒　これは呼吸回数25回／分に相当

| 吸気時間：
1秒 | 吸気ポーズ時間：
0.2秒 | 呼気時間：
1秒 | 呼気ポーズ時間：
0.2秒 |

2.4秒

吸気時間呼気時間比って？

1回の呼吸サイクルの中で、吸気の時間と呼気の時間の比のことです。「I：E比」と書きます。呼吸リズムが正常なら、呼気（休止期含む）のほうが長く、1：2くらいになります。この比を変化させることで、気道内圧を調整できます。

例えば、I：E比を1：2から1：3にすると、吸気時間が短くなりますね。短い時間で決まった換気量を維持するためには、吸気のスピードを上げる必要があり、それと比例して、気道内圧は高くなります。

MEMO

chapter 2

人工呼吸器を準備しよう

では、いよいよ人工呼吸器に触れてみます。

すぐに使えるように「準備」の方法をマスターしましょう。

人工呼吸器の組み立て前に
必要なこと

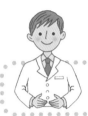

人工呼吸器を準備したり組み立てたりする前に必要なことがあります。

知っておきたい、人工呼吸器を組み立てる前のキホン

あたり前なことかもしれませんが、患者さんに
人工呼吸器を使用する安定した環境が整っている
のかチェックしましょう。

● 安全かつ安定的に電気を送り続けることが可能ですか？
● 医療ガス（酸素・空気）を送り続けることが可能ですか？
● 異常があったとき、迅速に処置できる広さの部屋ですか？

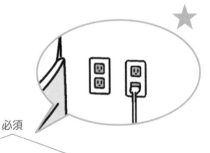

必須

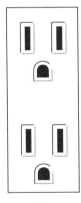

❶白
一般用電源
（停電時使用不可）

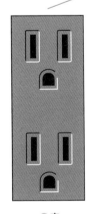

❷赤
非常用電源
（停電時も自家発電装置に
切り替わるので使用可能）

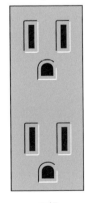

❸緑
無停電電源
（無停電装置につながっている）

人工呼吸器は非常電源（❷赤または❸緑）に接続します。

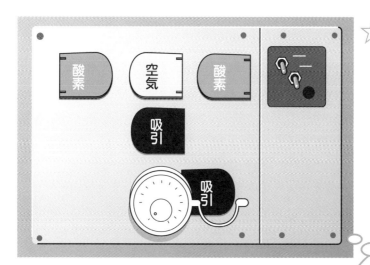

医療ガスは配管端末機（アウトレット）から排出され、ベッドサイドにあります。間違いを防ぐため、わかりやすいように色分けされています。

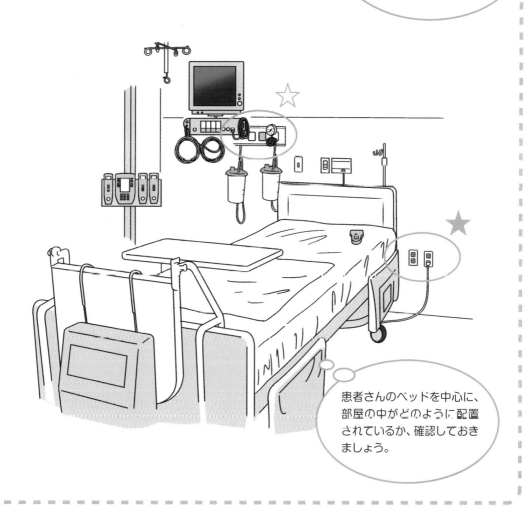

患者さんのベッドを中心に、部屋の中がどのように配置されているか、確認しておきましょう。

どの物品を準備すればいい？

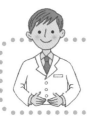

人工呼吸器を組み立てる前には物品の準備が必要です。ディスポーザブルとリユーザブルの違いもあります。それぞれの必要物品を見てみましょう。

✚ ディスポーザブル（使い捨て）タイプの例

ディスポーザブルタイプは1回のみ使用可能です。新品であることを確認しましょう。

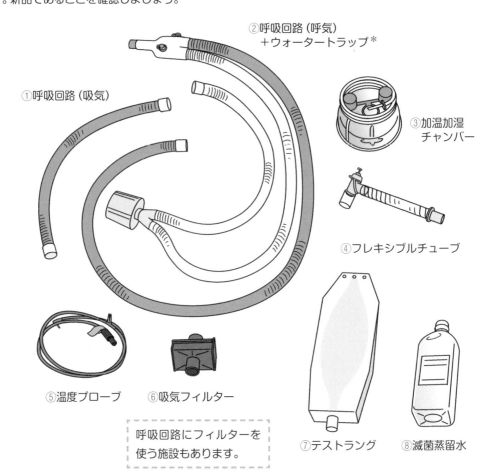

②呼吸回路（呼気）
＋ウォータートラップ＊

①呼吸回路（吸気）

③加温加湿チャンバー

④フレキシブルチューブ

⑤温度プローブ　⑥吸気フィルター

呼吸回路にフィルターを使う施設もあります。

⑦テストラング　⑧滅菌蒸留水

＊ウォータートラップなしもある。

リユーザブル（再利用）タイプの例

リユーザブルタイプを準備するときは、前回使用後に洗浄されているか、回路内に余分な水分がないかを確認しましょう。

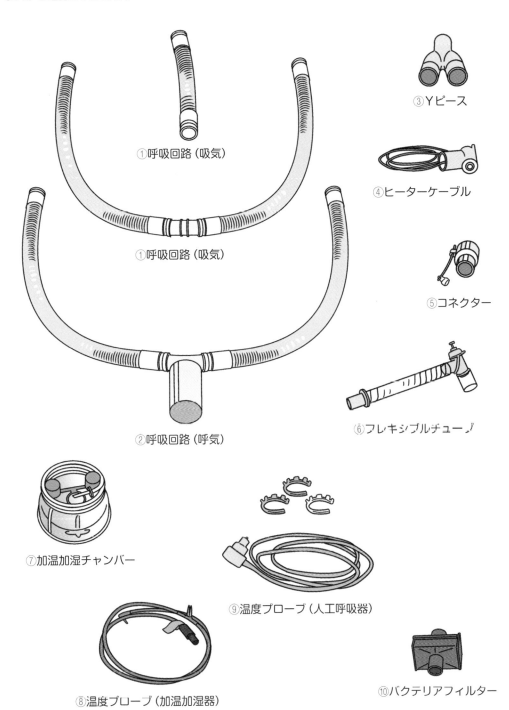

①呼吸回路（吸気）

①呼吸回路（吸気）

②呼吸回路（呼気）

③Yピース

④ヒーターケーブル

⑤コネクター

⑥フレキシブルチューブ

⑦加温加湿チャンバー

⑧温度プローブ（加温加湿器）

⑨温度プローブ（人工呼吸器）

⑩バクテリアフィルター

人工呼吸器と加温加湿器の関係って？

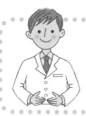

人工呼吸器を使用しているときは、鼻や喉による自然な加湿をすることが難しくなります。そのため、乾燥から気道を守るためには適度な加湿が必要になります。

➕ 加温加湿器の仕組みを知ろう

人工呼吸器に装着された加温加湿器は、水蒸気を作り出して吸気の湿度を保っています。そうすることで、患者さんの気道を守っています。

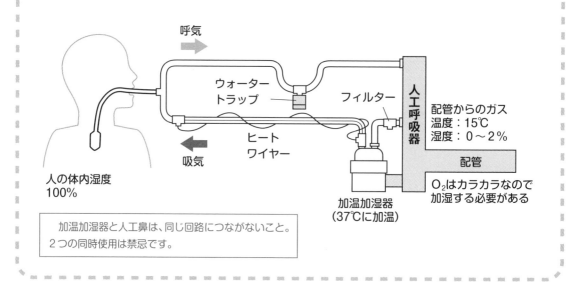

加温加湿器と人工鼻は、同じ回路につながないこと。
2つの同時使用は禁忌です。

ウォータートラップの役割とは？

ウォータートラップは、回路で一番低い位置に下げられるように設置されています。それは、ウォータートラップが回路内の結露から発生した水分を溜めておく役割をしているからです。こうして水分を溜めておくことで、人工呼吸器本体や患者さんの体内へ流入することを防いでいます。

ウォータートラップは、しっかり組み立てておくこと。それから定期的に水を捨てないと、患者さんの呼吸に影響します。交換の際には注意しなくちゃね。
水が溜まったときや、分泌物が貯留したとき（痰づまり）に見られる波形があるから、チェックしてね。

ベテランナース

複雑な回路を持つ人工呼吸器と付き合う方法

　人工呼吸器には複数の医療機器メーカーのものがあります。同じメーカーでもいくつかの種類があり、種類によって回路に使われる物品の形状や大きさが違うこともあります。

　きちんと覚えるまでは、先輩とのダブルチェックを行います。

　不安があるなら、そのままにしてはいけません。正しい回路を正しく組み立てることで、人工呼吸器はしっかりと仕事をしてくれます。

不安があるなら、何度でも確認！

　患者さんにとって、一番安全な方法を選びましょう。

　病院によっては、人工呼吸器作動チェックリストなどがあります。初期作動を確認したあと、患者さんに装着してから15〜30分くらいは、ベッドサイドで適切に作動しているかどうかチェックします。

　なお、日本呼吸療法医学会の人工呼吸管理安全対策委員会が策定した「人工呼吸器安全使用のための指針＊」では、人工呼吸器使用前に「テストラング（テスト肺）」を用いた使用前点検を行うこと、と示されています。

＊参考　https://square.umin.ac.jp/jrcm/contents/guide/page06.htmlより。

どうして加温加湿器が必要か？

通常、病院で使用している医療用のガスは、湿度がほとんどない「乾燥したガス」です。この乾燥したガスに湿度を付加するのが加温加湿器の役割です。

もし、乾燥したガスを患者さんの気管にそのまま流してしまうと、痰が硬くなってしまい、気道閉塞などの重篤な合併症につながります。

	医用ガス	通常の室内空気	肺
温度	15℃	20℃	37℃
相対湿度	2%	50%	100%
絶対湿度	0.3mg/L	9mg/L	44mg/L

加温加湿の仕組み

「乾燥したガス」を、加温加湿器で加温加湿することで、患者さんの肺に到達するときには、温度が37℃、絶対湿度が44mg/Lになります。

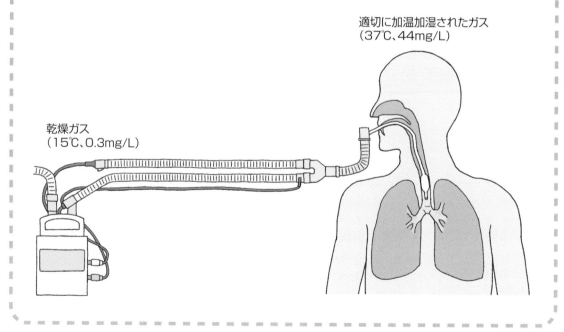

適切に加温加湿されたガス
（37℃、44mg/L）

乾燥ガス
（15℃、0.3mg/L）

＊ **HME**　Heat and Moisture Exchanger の略。
＊ **HMEF**　上記の HME に Filter の「F」が付いたもの。

人工鼻とは

　人工鼻（HME＊）は、人工呼吸器回路の中で「加温加湿器」として使用します。特に「HMEF＊」と呼ばれるタイプはバクテリアフィルターが内蔵されているので、ほとんどの細菌やウイルスを除去することができます。

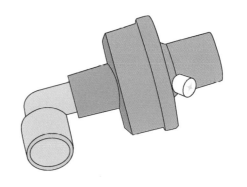

フィルタータイプ	静電気（疎水性）
細菌除去率	＞99.99％
ウイルス除去率	＞99.99％
死腔	50mL
加湿性能（Vt＝500mL）	33.5mgH$_2$O/L

人工鼻の禁忌とは

　小さいながらも「加温加湿器」として機能する人工鼻ですが、すべての患者さんで使用できるわけではありません。人工鼻が有効な症例と、人工鼻の使用を避けるべき症例を、しっかり見極めましょう。

●**人工鼻の使用が有効な状況・病態**
①術中・術後などの短期間の人工呼吸
②喀痰が軟らかくてあまり多くない症例
③人工鼻の抵抗や死腔が問題にならない症例
④在宅人工呼吸
⑤経気道感染予防対策
⑥空気感染や飛沫感染の危険がある病態
⑦呼気ガスモニタリングを要する一部の症例

●**人工鼻の使用を避けるべき症例**
①人工鼻の抵抗や死腔が無視できない場合
②気道分泌物が人工鼻まで到達する場合
③肺、気道から大量のガスリークがある場合
④人工鼻での加湿が不十分な場合
⑤人工鼻の重量の保持が困難な場合

●**禁忌（HME・HMEF）**
　機械換気中、吸入気を生理的な状態にすることに禁忌はないが、下記の状況ではHME・HMEFは禁忌となることがある。

①気道内分泌物が粘稠であったり、多量であったり、血性である患者には、HMEは禁忌となる。
②呼気時の一回換気量が吸気時のそれの70％以下であるとき（大きな気管支胸腔皮膚瘻がある場合や、気管内チューブにカフが付いていないか、カフのエアー入りが不十分である場合）、HMEは禁忌である。
③体温が32℃以下の患者。
④自発呼吸下の分時換気量が多い患者（10L/min以上）では、禁忌となることもある。
⑤患者回路にネブライザーが取り付けられているとき、ネブライザー処置中はHMEは回路から取り外されていなければならない。

人工呼吸器を組み立ててみよう

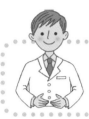

準備が整ったら、人工呼吸器を組み立ててみましょう。全体図と比較しながら、空気の流れに沿って組み立てるとわかりやすいです。

回路の全体図（加温加湿器の場合）

空気の流れは、人工呼吸器➡吸気回路➡患者さん➡呼気回路➡人工呼吸器です。
まずは回路の全体図を理解しましょう。

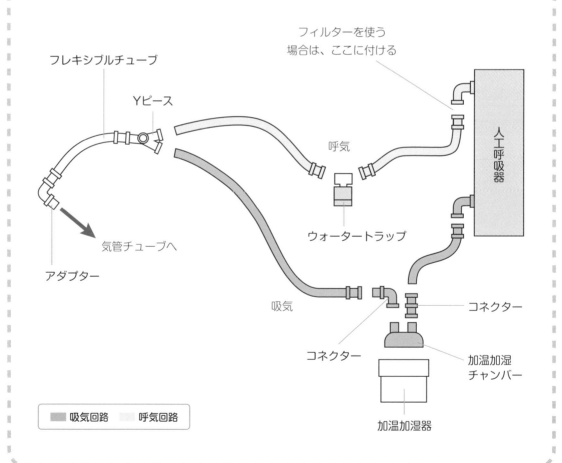

フレキシブルチューブ

Yピース

フィルターを使う
場合は、ここに付ける

呼気

人工呼吸器

ウォータートラップ

気管チューブへ

アダプター

吸気

コネクター

コネクター

加温加湿
チャンバー

■ 吸気回路　　■ 呼気回路

加温加湿器

回路を組み立てよう（加温加湿器の場合）

❶人工呼吸器の吸気側に呼吸回路（吸気）を取り付けます。

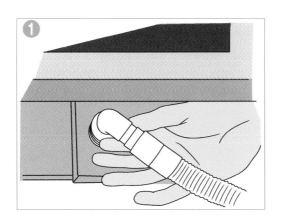

❷加温加湿チャンバーを加温加湿器にスライドしてセットします。

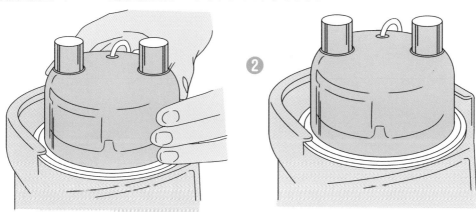

❸呼吸回路（吸気）と加温加湿チャンバーをつなぎます。
❹加温加湿チャンバーに呼吸回路（アセンブリー）をつなぎます。

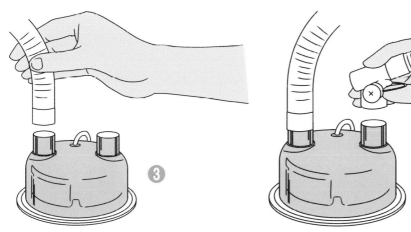

⑤呼吸回路（アセンブリー）を人工呼吸器の呼気側に取り付けます。

⑥加温加湿器のヒーターケーブルを呼吸回路に接続します。

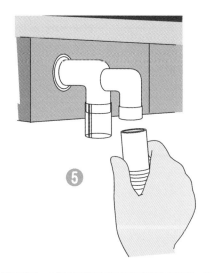

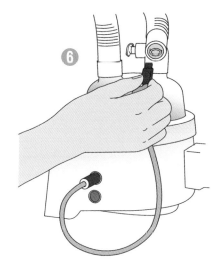

⑦温度プローブを呼吸回路の患者側に接続します。

⑧温度プローブを呼吸回路の加温加湿器側に接続します。

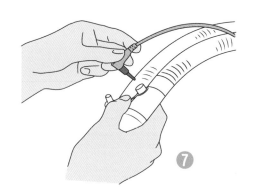

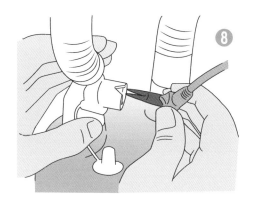

⑨温度プローブを加温加湿器に接続します。

⑩加温加湿器の給水ポートを減菌蒸留水のボトルにつなげます。

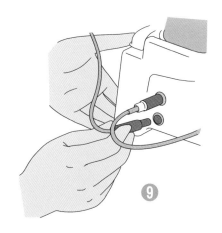

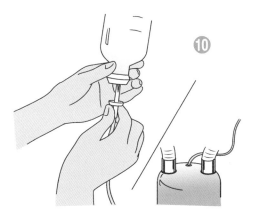

人工鼻を組み立てよう

① 人工呼吸器の吸気口に呼吸回路（吸気）を取り付けます。
② 人工呼吸器の呼気口に呼吸回路（呼気）を取り付けます。

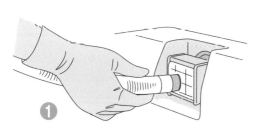

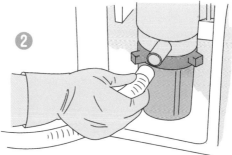

③ 必要に応じて、呼吸回路のYピースに人工鼻を取り付けます。
④ 人工鼻の患者さん側にフレキシブルチューブを取り付けます。必要に応じて閉鎖式吸引カテーテル
　 を取り付けます。

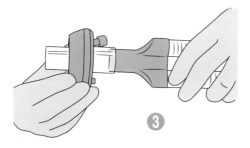

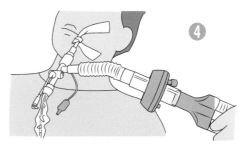

回路の組み立てが終わったら？

　回路の組み立てが終わったら、人工呼吸器本体の電源コンセントを接続しましょう。このとき、差し込み口は非常電源（赤や緑＊）です。そして酸素と空気配管はアウトレットに接続します。

　通常電源では、災害時に停電が起こると電気が供給されなくなるので危険です。

> 人工呼吸器本体の電源をオンにして、テストラングで換気動作の確認を忘れずに！

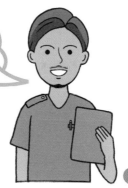

CE

＊施設によって色が違うことがある。

人工呼吸器ってどんなもの？

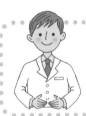

人工呼吸器とは、病気または外傷により呼吸（ガス交換）をすることが難しくなった患者さんの呼吸を補助して、肺に空気を送り込む医療機器のことです。

➕ 人工呼吸器の種類とは

人工呼吸器は、用手式と機械式の2種類に分けることができます。

▼用手式の人工呼吸器

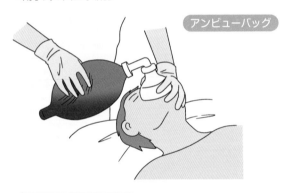

アンビューバッグ

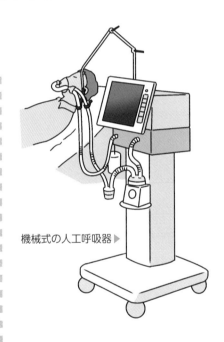

機械式の人工呼吸器▶

ジャクソンリース使用例

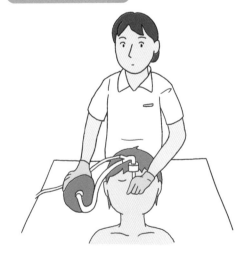

人工呼吸器の目的とは

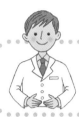

人工呼吸器の目的は、自発呼吸が難しくなった患者さんの呼吸を安定させて、生命を維持することです。

人工呼吸器で何がどう変わる?

人工呼吸器をつけることによって、次のように患者さんの呼吸を助け、安定させます。

①ガス交換の補助をすることで、肺に酸素を多く送ることができる（拡散）。
②肺の中に空気（ガス）を送りこむことで、空気（ガス）を入れ替えることができる（換気）。
③呼吸を補助することで、仕事量を減少させることができる（補助）。

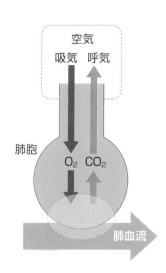

人工呼吸を行う方法

人工呼吸を行うには大きく2つの方法があります。

用手式の場合、準備さえできればすぐに装着でき、緊急時に活用できる、というメリットがあります。

一方の機械式の場合、酸素濃度や送り込む空気の量を調整できるほか、モニターで管理しながら、患者さんの呼吸をずっとアシストできるというメリットがあります。

人工呼吸器の開始基準とは

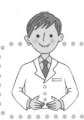

人工呼吸の開始基準とはどのようなものでしょう。ここでは、人工呼吸が適応となる患者さんの状態について考えてみましょう。

人工呼吸の開始基準とは

人工呼吸の開始基準は、施設や患者さんの状態によって変わりますが、最も気を付けたいポイントは次のとおりです。

① 酸素吸入などを使っても酸素化能（PaO_2やP/F比）が改善しない。
② 患者さんが呼吸しにくい（呼吸困難）と感じること、その状態が続くこと。

人工呼吸器開始基準の例	
呼吸回数（回/分）	5回以下、または35回以上
肺活量（mL/kg）	150mL以下（体重により変動あり）
動脈血酸素分圧（PaO_2）	酸素投与しても60mmHg以下
動脈血二酸化炭素分圧（$PaCO_2$）	60mmHg以上
その他	呼吸抑制がある、意識レベル低下による低換気、ショックなど

呼吸不全（呼吸困難）の主な病態とは

呼吸不全になりやすい主な病態には、次のようなものがあります。

▼呼吸不全に陥る主な原因・病態

慢性呼吸不全など、もともと存在する肺疾患の増悪
・肺気腫　　・気管支喘息　　・慢性閉塞性肺疾患（COPD）
急性呼吸不全
・無気肺　　・肺炎　　・ARDS　　・胸水　　・外傷　　・重症感染、敗血症　　・溺水　　・新生児のRDS

グラフィックモニターで何がわかる?

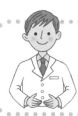

グラフィックモニターとは、「気道内圧」「流量」「換気量(容量)」などの情報(データ)を、波形などで表示する画面のことです。このグラフィックモニターのおかげで、異常の早期発見が、すばやくできるようになります。

✚ グラフィックモニターってどんなもの?

グラフィックモニターがどんなものなのか見てみましょう。

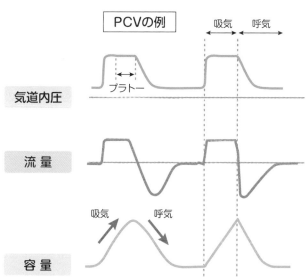

PCVの例　吸気　呼気

気道内圧　プラトー

流量

容量　吸気　呼気

気道内圧の波形は、吸気時に上昇し、呼気時には下降します。流量の波形は、気道を流れるガスの量です。吸気時は上昇し、呼気時は下降します。

波形の意味がわかれば、患者さんの状態もわかりやすいよね。

ベテランナース

　グラフィックモニターに表示される波形がいつもと違うと、「何かしらの異常がある」可能性があります。そのことに気が付くためには、いつもの波形を知っておくことが大切です。また、異常を発見しやすくするため、波形を見やすいように大きく表示したり、軸の設定をそろえるといった工夫も必要です。

人工呼吸器の名称を知れば安心

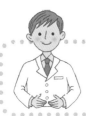

施設によって機械は異なりますし、複数の機械が準備されていることもありますが、機能は似ているので参考にしてください。

人工呼吸器の機械の名称を見てみよう

　人工呼吸器の機械には、換気装置とグラフィックモニター（以後、単にモニターとも表記）があり、グラフィックモニターの近くには設定ボタンが設置されています。

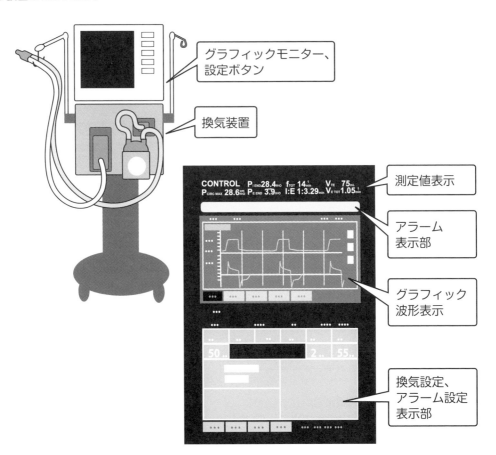

グラフィックモニター、設定ボタン

換気装置

測定値表示

アラーム表示部

グラフィック波形表示

換気設定、アラーム設定表示部

モニターで設定をチェックしよう

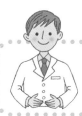

人工呼吸器には様々な設定があります。モニターを使って、必要な設定をイメージしてみましょう。

人工呼吸器のモニターって?

人工呼吸器には様々な設定があります。モニターに表示されている数値や波形の意味を考えてみましょう。

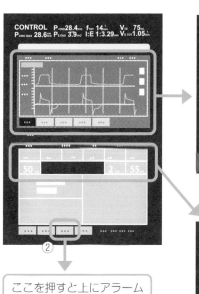

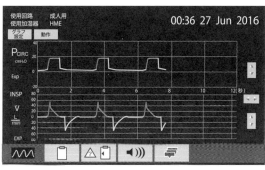

ここを押すと上にアラーム設定表示画面が出ます

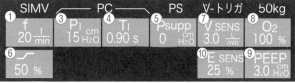

①	SIMV		PC		PS		V̇-トリガ		50kg

① 呼吸器設定のモード　　　⑥ 換気回数
② アラーム設定　　　　　　⑦ トリガー感度
③ 吸気時間　　　　　　　　⑧ 吸入酸素濃度
④ 吸気圧*　　　　　　　　 ⑨ PEEP*の設定
⑤ PSまたはPSV*　　　　　⑩ 呼気感度

＊**吸気圧**　従圧式では吸気圧を、従量式では一回換気量を表示。
＊**PSまたはPSV**　Pressure Support、Pressure Support Ventilationの略。
＊**PEEP**　PositiveEnd-Expiratory Pressureの略。呼気終末陽圧型人工呼吸のこと。本文66ページ参照。

人工呼吸器の管理と点検

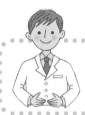

人工呼吸器を使用する前に始業点検（使う前の安全確認）をします。患者さんへの装着時に正しく機能できるように、しっかりチェックしましょう。

✚ 「本体」「モニター」「回路」をチェックしよう

人工呼吸器の「本体」「モニター」「回路」に不備がないか確認します。病院によってはチェックリストがありますので、それに沿ってしっかりチェックしましょう。

●本体とモニターのチェック
①人工呼吸器本体は破損していないか？
②ツマミやスイッチは破損していないか？
③モニターは破損していないか？

※機器によっては使用前テストがある。

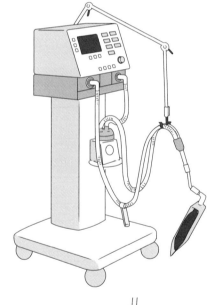

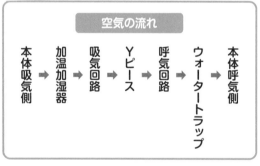

空気の流れ

本体吸気側 → 加温加湿器 → 吸気回路 → Yピース → 呼気回路 → ウォータートラップ → 本体呼気側

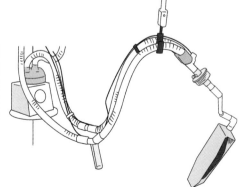

●回路のチェック
①回路は正しく組み立てられているか？
②人工鼻や加温加湿回路はOK？
③回路は破損していないか？
④回路はねじれたり、曲がったりしていないか？

chapter 3

人工呼吸器を装着している患者さんへのケアのポイント

人工呼吸器を装着している患者さんは、
他の患者さんとどう違うのでしょうか。
ケアのポイントをマスターしましょう。

人工呼吸器ケアの
ポイント４カ条

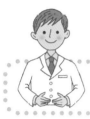

人工呼吸器ケアには気を付けておきたいことがたくさんあります。

人工呼吸器ケアのポイントを把握しよう

人工呼吸器ケアの中でも特に大切にしたい基本の４つのポイントは次のとおりです。以下、順に解説していきます。

ポイント① **バイタルサイン**

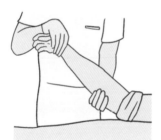

ポイント② **清拭**

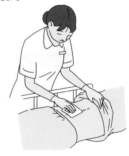

ポイント③ **体位**

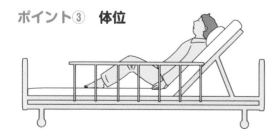

ポイント④ **VAP（人工呼吸器関連肺炎）に気を付ける**

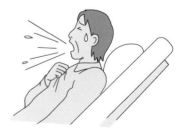

バイタルサインの測定のコツとは？

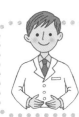

人工呼吸器によって呼吸の安定状況は管理されていますが、患者さんの急変を見落とさないためには、バイタルサイン（vital＝生きている、signs＝兆候）を確認することが大切です。

バイタルサインとは

　ここでは、人工呼吸器を装着している患者さんの、バイタルサインについての注意点を考えてみます。バイタルサインとしては次のものを測定します。

①**呼吸数**　②**脈拍数**　③**血圧**　④**酸素飽和度**
⑤**体温**

　このうち、呼吸数は一番重要なバイタルサインです。人工呼吸器のモニターの数値と、目で見た

呼吸数が異なる場合は、患者さんに何らかの異常があると考えます。

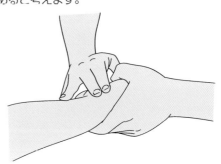

バイタルサインと人工呼吸器モニタリング

　呼吸の変化はもちろんですが、他のバイタルサインと合わせて、状態の変化を考えます。

バイタルサイン	所見	考えられる原因
①呼吸数	増加・減少、努力呼吸、左右差、呼吸音の変化	急変の兆候、過度な鎮静、苦痛、気管チューブの閉塞、分泌物の増加
②脈拍数	上下の変動が見られる	急変の兆候、混乱状態、苦痛、排泄欲求
③血圧	上下の変動が見られる	急変の兆候、混乱状態、苦痛、排泄欲求
④酸素飽和度	数値の変化	喀痰（かくたん）の増加、分泌物が溜まっている、酸素化が不十分
⑤体温	発熱	代謝や感染などによる変化

人工呼吸器ケアで清拭をしてみよう

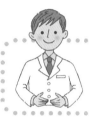

人工呼吸器を装着している患者さんを清拭するときに気を付けなければならないのは、**気管チューブが外れないようにすること**です。

清拭で気を付けたい5つのポイント

体を清潔にしておくための清拭はとても大切ですが、患者さんの安全を守りながら実施できるポイントを考えてみましょう。安全確保のため**2人以上で実施します**。

ポイント①

新人は、気管チューブから離れた部位を清拭。顔やチューブ周辺は、先輩ナースの手技をよく観察しておきましょう。

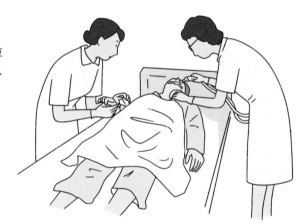

ポイント②

不測の事態に対応できるよう、先輩は人工呼吸器側に、新人は対面に立ちましょう。

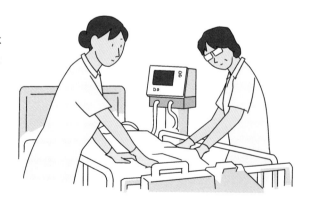

ポイント③

気管チューブを把持しながら体位を変え、すばやく清拭しましょう。

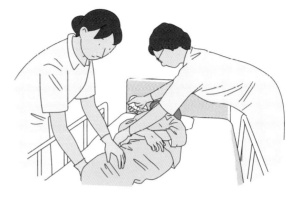

ポイント④

抑制帯を外す際は声をかけましょう。
清拭はできるだけ短時間で行いましょう。

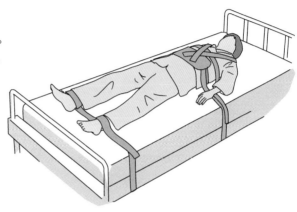

ポイント⑤

清拭後、水分の拭き取りを忘れないようにしましょう。

いろいろな制限がある中での清拭や体位変換の方法をもう一度確認しましょう。

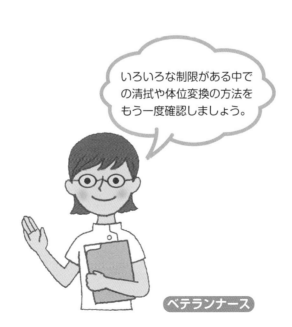

ベテランナース

体位を変えるときに気を付けたいこと

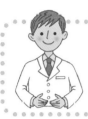

人工呼吸器を装着している患者さんの体位は、半坐位（はんざい：30度以上、上半身を起こしておくこと）とされています。この体位をとることで、肺炎を起こしにくくする効果があるためです。

✚ 先輩と一緒に体位（半坐位から側臥位）を変えてみよう

❶ベッドを真っ直ぐにします。このとき呼吸回路のルートの確認を忘れずに。

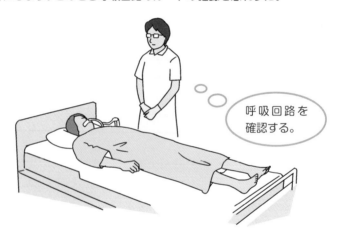

呼吸回路を確認する。

❷先輩は気管チューブが抜けないようにしっかり持ちます。新人は患者さんを向けたい側の手を広げ、反対側の足の膝を立てましょう。

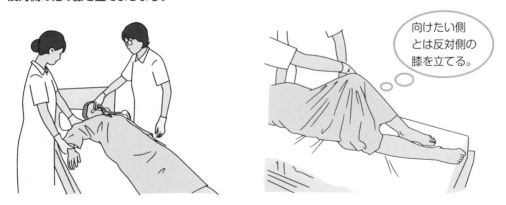

向けたい側とは反対側の膝を立てる。

❸新人は向けたい側に立ち、患者さんの肩と腸骨を持って側臥位にします。

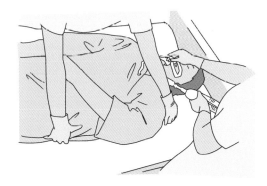

❹先輩は気管チューブを把持したまま体位の支持をサポート。その間、新人は患者さんの背中側から枕を入れます。

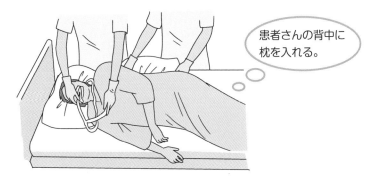

患者さんの背中に枕を入れる。

❺新人は枕を調整。先輩は気管チューブを支えながら枕調整をサポートします。

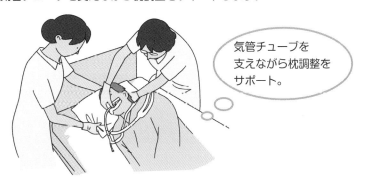

気管チューブを支えながら枕調整をサポート。

❻腕と足の下に枕を差し込み、体勢を整えます。

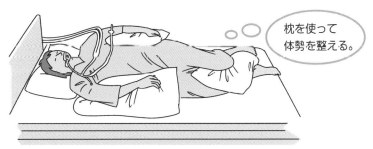

枕を使って体勢を整える。

❼呼吸回路のルートを確認したあと、バイタルサインをチェックして完了です。

VAP（人工呼吸器関連肺炎）って？

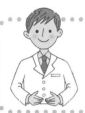

VAP（人工呼吸器関連肺炎）は、人工呼吸器を装着することで起こる肺炎です。一般的な肺炎よりも重症化しやすく死亡率も高い、深刻な合併症の1つです。

VAPの原因になりやすい "細菌が溜まりやすい部位"

ここではVAPの危険性について考えてみましょう。VAPの原因になりやすい、細菌が溜まりやすい部位は次のとおりです。

① 鼻腔で増殖
② 呼吸回路からの侵入
③ 下気道で溜まっている分泌物から増殖
④ 胃で増殖した細菌の逆流とカフに付着した細菌の増殖

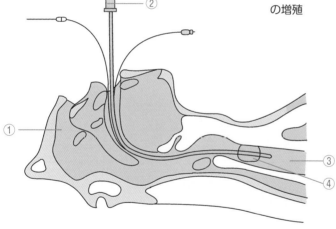

VAP予防のポイントは？

・体を30度以上の姿勢に保つ。
・口腔ケアをして、細菌の数を増やさない。
・排痰（はいたん）ケアで細菌の増殖を防ぐ。

・看護師から細菌を移さないように、衛生管理を行う。
・早期抜管を目指す。
・カフ圧の設定は、20〜30mmHgにする。

カフ管理とは？

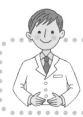

成人用の気管チューブには必ず付いている、「カフ」について知っておきましょう。

➕ カフとは

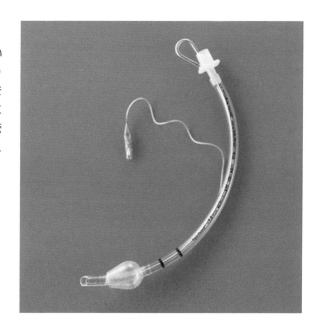

カフは、気管チューブの先に付いている風船のようなものです。空気（エアー）で膨らませることで、気道内のすき間をなくして気道内の空気が漏れないようにする、あるいは唾液などの分泌物が気管へ入りこんだり胃の分泌物が逆流することを防ぐ、という役割があります。

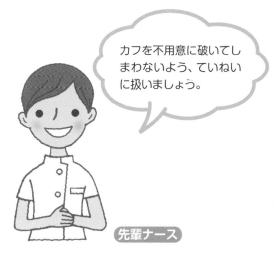

カフを不用意に破いてしまわないよう、ていねいに扱いましょう。

先輩ナース

カフ圧を測ってみよう

❶カフ圧計に挿管チューブの先端を付けます。このとき、バルーンを持たないように注意します。

❷カフにエアーを入れます。カフ圧は時間が経つに従って低下するため、圧を上限の30mmHgに合わせます。カフ圧は20〜30mmHgの範囲に維持します。

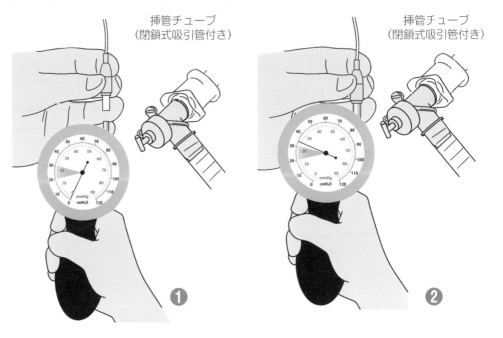

挿管チューブ
（閉鎖式吸引管付き）

挿管チューブ
（閉鎖式吸引管付き）

カフ圧管理はなぜ大事?

　カフ圧が低すぎると、気管壁との間にすき間ができ、カフの上部に付着した分泌物が、気道内へ侵入しやすくなります。その分泌物で増殖した細菌が肺に侵入すると、VAP（人工呼吸器関連肺炎）を引き起こします。逆にカフ圧が高すぎると、気道粘膜の血流障害の原因となります。

　いずれにしても患者さんを死亡させてしまう原因となるため、カフ圧管理は重要です。

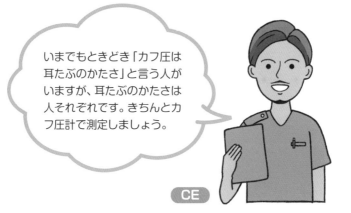

いまでもときどき「カフ圧は耳たぶのかたさ」と言う人がいますが、耳たぶのかたさは人それぞれです。きちんとカフ圧計で測定しましょう。

CE

気管吸引とは？

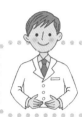

気管吸引とは、挿管チューブ内に吸引カテーテルを挿入して、気管に溜まっている分泌物を取り除く処置です。

気管吸引をするタイミングを知ろう

気管吸引は、気道の環境をよくすることで、無気肺やVAP（人工呼吸器関連性肺炎）を予防することが目的です。気管吸引を行うタイミングを図に示します。

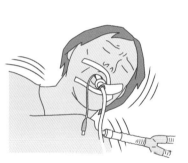
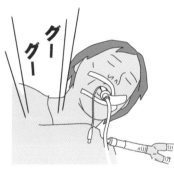
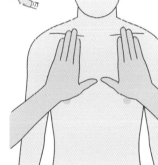

【左上】
視覚（見て）：チューブ内に分泌物が見えるとき
【右上】
聴覚（聞いて）：気道から副雑音が聞こえるとき、呼吸音が弱くなったとき
【右下】
触覚（触って）：触診で呼吸と同じ周期の振動を感じたとき

気管吸引はたくさんしたほうがいい？

答えは「いいえ」です。気管吸引は苦痛を伴ううえに、合併症のリスクもあるため、必要な場合にのみ行います。吸引中は低酸素状態になるため、安全な処置ではないという理由もあります。

気管吸引をしてみよう

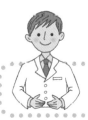

実際に気管吸引をする前に、手順をおさらいしておきましょう。

気管吸引の手順

　患者さんの不安と苦痛を和らげるためには、しっかり準備し、手順を把握しておくこと、そして、処置の内容について患者さんに説明しておくことが大切です。

❶マスクを着用し、手洗いを行います。
❷手袋を着用します。
❸吸引カテーテルのコネクター部分を開封し、吸引装置のチューブに付けます。
❹吸引圧を20kPa（150mmHg）に設定します。

　ここまでは、未滅菌の手袋を着用して行います。

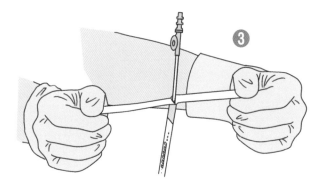

❺利き手に滅菌手袋をします（施設による）。

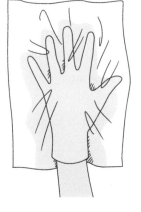

❻滅菌手袋を着用した利き手で吸引カテーテルを持ち、袋から取り出します。

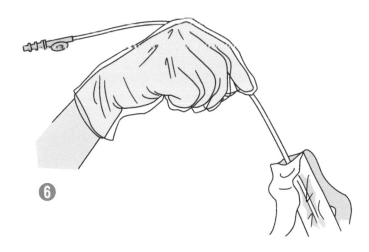

❼口腔内、カフよりも上部を吸引します。

❽挿管チューブ内の吸引の際は、一方の手で挿管チューブをしっかり把持し、吸引カテーテルを挿入して分泌物を吸引します（このとき、吸引しながら挿入する施設と、吸引しないで挿入する施設とがあります）。

❾気管吸引中は低酸素状態になりやすいため、酸素化（一時的に酸素濃度を100％にすること）を行います。

❿人工呼吸器のアラームを解除して、人工呼吸器回路を外します。

⓫吸引カテーテルを気管分岐部手前まで挿入したら、吸引をしながら2～3cmゆっくり引き戻します。分泌物を吸引できる部位では、しっかり吸引します。吸引カテーテルを挿管チューブ内まで引き戻したら、すばやく引き抜きます。

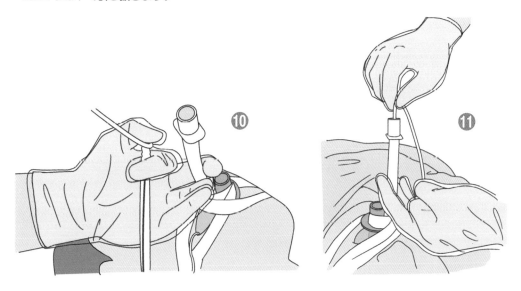

⓬挿管チューブを、人工呼吸器と接続します。

吸引処置のポイント

吸引処置では以下の点に注意しましょう。

- 1回の手技では、吸引は10秒以内に行う。
- 挿入から処置終了までの時間は15秒以内を目指そう（なるべく短時間で）。
- 挿入の深さは、気管分岐部の手前まで（気管チューブ先端から1〜2cm）。
- **挿入後は引くのみで**、ピストン運動のような出し入れの操作は行わない。
- 吸引カテーテルが気管分岐部にあたった場合は、1〜2cm引き戻す。
- 吸引カテーテルのサイズは、気管チューブの内径の1/2以下のものを選ぶ。

吸引処置のあとのポイント

❶吸引カテーテルをアルコール綿で拭きます。減菌生理食塩水などで通水して、中の分泌物を取り除きます。

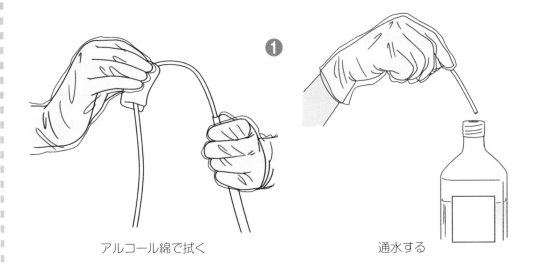

アルコール綿で拭く　　　　　　　　通水する

❷再吸引の必要があるか判断します（症状が改善されているか、患者の呼吸の安定状況を確認）。

❸再吸引の必要がなければ、吸引カテーテルを外して、手袋と共に感染性廃棄物として破棄します。

❹人工呼吸器回路を接続し直します。

❺酸素化（酸素飽和度を改善させる）を行います。

❻吸引した分泌物の確認と、呼吸状態や合併症の確認をします。

閉鎖式吸引システムって？

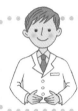

閉鎖式吸引システムとは、気道を開放しないで吸引できる処置方法および器具の名称です。人工呼吸器を装着したままで吸引ができるというメリットがあります。

閉鎖式吸引システムの各部の名称

肺容量を維持でき、酸素化を損なわないという点で、従来の開放式吸引よりも**閉鎖式吸引システムのほうが優れています**。使用する器具の各部の名称をきちんと覚えましょう。

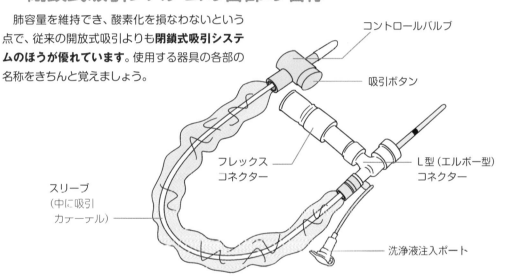

- コントロールバルブ
- 吸引ボタン
- フレックスコネクター
- L型（エルボー型）コネクター
- スリーブ（中に吸引カテーテル）
- 洗浄液注入ポート

閉鎖式吸引システムの説明と手順

患者さんへの説明は、（開放式）気管吸引と同じように行います。

手順も（開放式）気管吸引の手順❶から❻までは同じです。それ以後の手順は以下のとおりです。

❶コントロールバルブの蓋を外して、吸引ホースと接続し、コントロールバルブを回してロックを解除します（180度回転）。

※吸引ボタンを押して、陰圧がかかることを忘れずに確認してください。

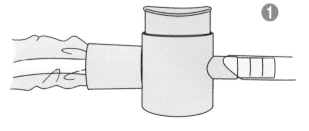

❶

❷閉鎖式吸引システムのＬ型コネク
ターをしっかり持ち、スリーブ内の
吸引カテーテルを気管内チューブ
に挿入します。気管チューブ先端か
ら、カテーテルが2～3cm出る深
さが目安です。

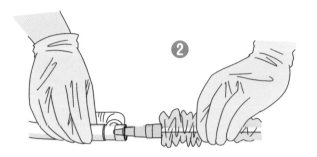

❸Ｌ型コネクターを持っていた手をコントロールバルブに持ち替えて、吸引ボタンを押しながらカテー
テルを引き戻します。

※吸引は10秒以内で（なるべく短時間
で）行います。
※分泌物がある部位ではゆっくり引きま
す。

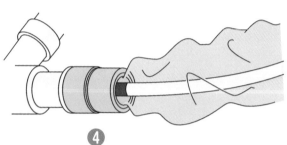

❹引き戻すのは、吸引カテーテルの黒
いマーカーのラインまでです。

※これ以上引き抜くと、気道内のガスが
スリーブ内に漏れてしまうためです。

❺カテーテルの洗浄を行います。気道
内への洗浄液の流出を防ぐため、吸
引ボタンを押しながら、洗浄液注入
ポートに生理食塩液パックを接続
して注入します。

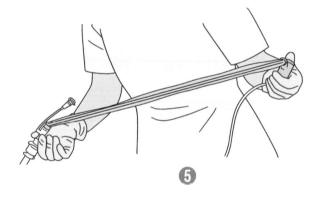

❻洗浄が終わったら、吸引ホースを外
して、コントロールバルブの蓋を閉
めます。バルブを180度回して、
ロックをしてから蓋を閉めましょ
う。以後は、（開放式）気管吸引の手
順⑫に続きます。

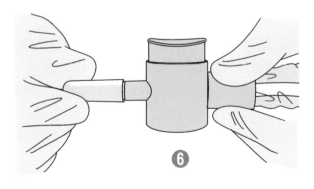

肺理学療法って何？

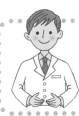

痰などの分泌物を出しやすくして、肺機能の状態をよりよくするために行われる様々なケア方法です。効果がいまひとつ……という説もありますが、ICUなどではよく行われるケアです。基本的なことを覚えておきましょう。

タッピング*法（軽打法）

文字どおり、患者さんの体を外側から軽くたたいて排痰を促す方法です。

❶患者さんを仰臥位（ぎょうがい）または側臥位にして行います。
❷手のひらを下に向けて丸い空間を作ります。
❸分泌物が溜まっている肺の部位を両方の手のひらで、1分間に100~300回程度、リズミカルにたたきます。

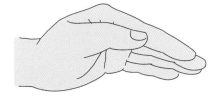

スクイージング法（絞り出し法）

患者さんの**呼気にタイミングを合わせ**、両方の手のひらを使って胸壁を軽く圧迫することで、排痰を促します。体位は3種類あり、それぞれ圧迫の仕方が違います。

・**側臥位（そくがい）**
両手で前後から挟むように圧迫します。圧迫部位は、胸郭の下の辺りです。

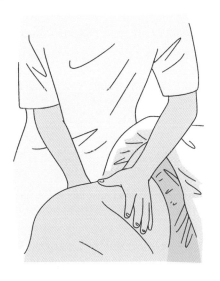

＊**タッピング** クラッピング（clapping）、パーカッション（percussion）とも呼ばれる。

・坐位（ざい）

患者さんの胸郭の動きをよく確認して、圧迫します。片方の手で患者さんを支えます。

・仰臥位（ぎょうがい）

患者さんの肋骨弓に沿って両手をあて、サイドから中央へ圧迫します。または、下部から上部へ圧迫します。

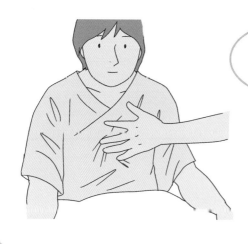

このとき、強く圧迫しすぎないこと。

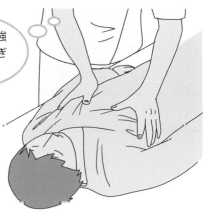

✚ バイブレーション法（振動法）

微細な振動によって排痰を促す方法です。

機械（バイブレーター）を使う方法と、手のひらを使う方法（シェイキング）があります。

※バイブレーション法は、疼痛（とうつう）や出血、不整脈などを誘発させる可能性もあるため、ルーチン（毎日の手技）として取り入れることは推奨されません。

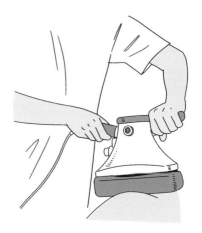

✚ 肺理学療法を行うときの注意点

人工呼吸器を装着している患者さんは、体位変換を行うことが少なく、分泌物が溜まりやすくなる傾向にあります。そのため、このような肺理学療法を適宜行いますが、人工呼吸器や挿管チューブの扱いには十分注意しましょう。

肺理学療法はルーチン化することもありますが、肺音をよく聴いて、分泌物が溜まっていないかどうか確認することも必要です。

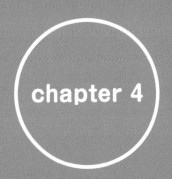

chapter 4

知っておきたい
換気の仕組み

人工呼吸器には、様々なモードがあります。
ここでは、代表的なモードに対する
理解を深めましょう。

PCVとVCVの違いとは？

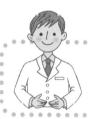 人工呼吸器の換気モードには、PCVとVCVがあります。ここでは、この2つの換気モードの違いについて見てみましょう。

➕ PCVって、何？

PCV（プレッシャーコントロールドベンチレーション＝圧規定式換気）は、**設定した圧の空気を送り込むモード**です。

肺を風船にたとえて考えてみると、硬い風船は膨らませるのに高い圧を必要とします。逆にやわらかい風船は低い圧で膨らみます。

PCVの場合、設定した圧まで空気を送り込むので、**患者さんの肺の状態によって換気量が変わります**。

※同じ圧の空気を入れていても、換気できる量が変わってきます。

> PCVは一定の圧まで空気を送り込むので、肺の硬さによって膨らみ方が違う。

硬い肺

やわらかい肺

VCVって、何?

VCV（ボリュームコントロールドベンチレーション＝量規定式換気）は、設定した換気量に従って空気を送り込むモードです。そのため、肺がやわらかいと低い圧の空気が、硬ければ高い圧の空気が送り込まれます。

ただし、VCVの場合、換気量を設定するので肺の状態によっては圧が高くなりすぎてアラームが鳴ることがあります。モニターをよく見て、圧の状態を常に把握しましょう。

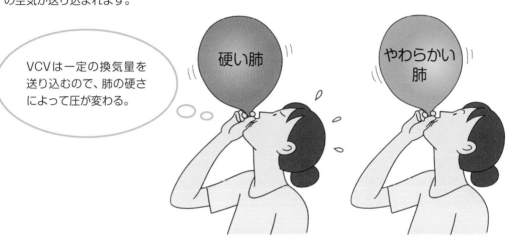

VCVは一定の換気量を送り込むので、肺の硬さによって圧が変わる。

硬い肺

やわらかい肺

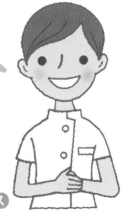

どちらも「換気する」ことには変わりないけど、患者さんの状態によって適応は変わります。患者さんの肺はいまどのような動きをしているのか、風船をイメージできるようになってほしいかな。

先輩ナース

基本となる３つの換気モードとは何か？

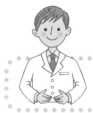

患者さんの自発呼吸に合わせて機能する換気モードはいくつかあります。

基本となる換気モード

ここでは人工呼吸器の基本となる３つの換気モードを比較してみましょう。

	A/C [*]	SIMV	CPAP
自発呼吸の有無	なし	あり／なし	あり
換気方法	強制換気	強制換気／補助換気	補助換気
自発呼吸との関係	自発呼吸が出たら設定を変える ※ファイティングが起きやすい	自発呼吸が優先され、回数が少ないと強制換気される	自発呼吸がすべて

A/Cって、何？

A/C（アシストコントロール）モードは、自発呼吸がない患者さんに使われます。設定されたサイクルで強制換気を行います。途中、患者さんの自発呼吸が出た場合にも強制換気を行ってしまうため、ファイティングが起こる可能性があります。

患者さんが回復過程にあるときは、自発呼吸をしたくなるので、リズムや換気量が合わないと、呼吸疲労を起こします。

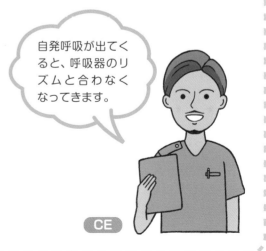

自発呼吸が出てくると、呼吸器のリズムと合わなくなってきます。

CE

＊**A/C** Assist Controlの略。

SIMV (同期式間欠的強制換気)って、何?

SIMV*は、自発呼吸のある患者さんによく使われる換気モードです。患者さんの呼吸に合わせて、設定された回数の換気を行います。

この場合、自発呼吸が設定回数より多いと自発呼吸が優先されます。逆に自発呼吸が少ないと強制的に換気回数が増やされます。回復過程にある、自発呼吸の不安定な患者さんに細かく対応できるモードです。

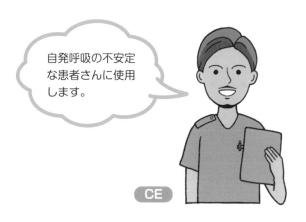

自発呼吸の不安定な患者さんに使用します。

CE

CPAP (持続陽圧呼吸療法)って、何?

CPAP*は、自発呼吸のある患者さんの気道に陽圧をかける換気モードです。

これによって、硬くなった肺胞を膨らませて、酸素化を促進させることができます。強制換気はなく、患者さんの自発呼吸に任せます。

自発呼吸が基本なので、患者さんの観察が重要です。

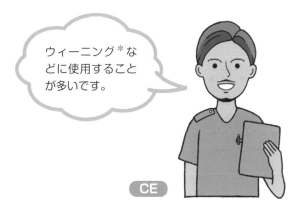

ウィーニング*などに使用することが多いです。

CE

* **SIMV** Synchronized Intermittent Mandatory Ventilationの略。
* **CPAP** Continuous Positive Airway Pressureの略。
* **ウィーニング** 人工呼吸器から離脱させること。

トリガーとは？

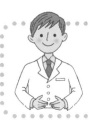

トリガーの意味は「引き金」です。人工呼吸器では、患者さんの自発呼吸の吸気の始まりを感知することを意味します。人工呼吸器が感知する「トリガー」には、2つの方式があります。

「圧トリガー」とは？

圧の変化で患者さんの自発呼吸を感知する方式を圧トリガーといいます。

人工呼吸器回路内はいつも陽圧です。そのため、患者さんの呼吸によって陰圧が発生することで自発呼吸を感知し、送気を開始します。

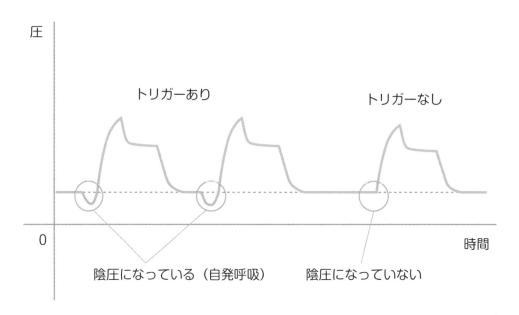

「フロートリガー」とは?

もう1つの方式はフロートリガーです。フロートリガーは、圧トリガーよりも感度がよく、人工呼吸器の回路内の空気 (フロー) の量が、患者さんの呼吸により減ったことを感知します。

患者さんが自発呼吸をして空気が減ったことを感知すると、フロートリガーが感知して、人工呼吸器から空気が送られます。

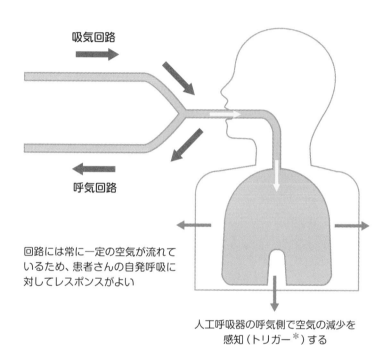

吸気回路

呼気回路

回路には常に一定の空気が流れているため、患者さんの自発呼吸に対してレスポンスがよい

人工呼吸器の呼気側で空気の減少を感知 (トリガー＊) する

※まれにリークがあると、自発呼吸と誤認します。

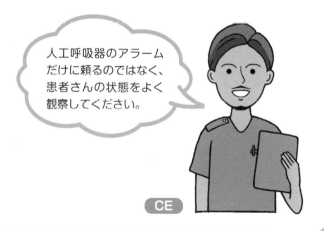

人工呼吸器のアラームだけに頼るのではなく、患者さんの状態をよく観察してください。

CE

＊**トリガー**　トリガー感度が敏感すぎる場合、回路の揺れなどを自発呼吸と誤認識する場合がある (オートトリガリング)。

PEEPとは？

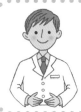

PEEP＊とは、呼気時に気道内圧がゼロにならないように一定の圧をかけることをいいます。肺胞が完全に虚脱しないように圧をかけているため、吸気時には肺胞が広がりやすくなります。また、一度広がった肺胞が再び虚脱しないように維持しておく役割もあります。

✚ PEEPのメリット

PEEPの目的は、常に一定の圧をかけ続けることにより、肺胞がしぼんで無気肺になってしまうのを防ぐことです。PEEPの機能が働いていると、肺胞が完全にしぼんでしまうことはなく、呼気の終わりでも陽圧がかかっているので空気が入りやすくなり、肺内シャントを改善します。

● **PEEPで肺内シャントを改善**

肺内シャントとは、血流があっても肺胞が虚脱しているために酸素を取り込めない状態です。このときにPEEPを付加すると、肺胞虚脱の改善が期待できます。

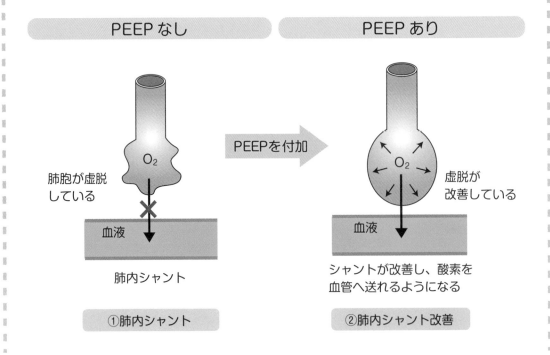

＊**PEEP**　PositiveEnd-Expiratory Pressureの略。日本語では**呼気終末陽圧型人工呼吸**という。

● PEEPで肺水腫を改善

　また、肺水腫があるときも、PEEPが働いていると、肺胞に溜まった水を肺胞の外へ押し出すことができ、肺水腫の改善が期待できます。

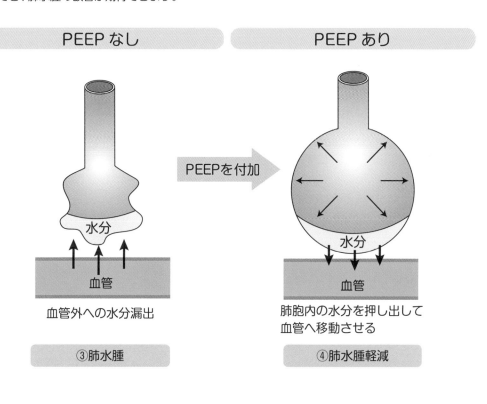

PEEP なし　　　　　　　PEEP あり

PEEPを付加

水分

血管

血管外への水分漏出

③肺水腫

水分

血管

肺胞内の水分を押し出して血管へ移動させる

④肺水腫軽減

例えば風船を膨らますとき、はじめは膨らみにくく、すごく力を必要としますよね？　でも、少し膨らんでいる風船に空気を入れるときは、それほどの力は必要ありません。肺もこれと同じで、呼気時に肺胞がつぶれると、空気を入れても膨らみにくくなってしまいます。そこで、呼気時に肺がつぶれないように、呼気の終わりに陽圧をかけておくのがPEEPなんです。

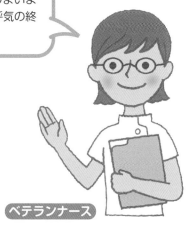

ベテランナース

PEEPにも弱点はある？

　PEEPは通常、他の換気モードと一緒に設定されます。例えば、PCVやVCVの設定を行うとき、呼気の最後にどれだけの圧を残しておくか、という方法です。**PEEP**だけをかけ続けるという方法もありますが、これは**CPAP**＊（**持続陽圧呼吸療法**）と呼ばれます。

　いいことずくめに見えるPEEPですが、これにも次のようなリスク（合併症）があります。

● 循環器：心拍出量の減少
● 腎臓：尿量の減少
● 脳：脳圧の上昇
● 肺：肺損傷

　それぞれの合併症が起こるメカニズムは、次のようになっています。看護師としては、これらの症状にすぐに気付けるよう、しっかりと観察を行います。

・循環器：気道内圧が増加した状態が続くと、肺胞内圧の上昇、肺血管抵抗の増大が起こり、静脈血還流が低下するため、結果的に**心拍出量の低下**を招く
・腎臓：心拍出量が低下すると、腎臓への血流も減少し、利尿に関係するホルモンなどのバランスがくずれ、**尿量が減少**する
・脳：胸腔内圧の上昇、静脈血還流の低下などにより、頭蓋内の血流が増加するため、**頭蓋内圧（脳圧）が上昇**する
・肺：肺胞に過剰な圧がかかることで、肺胞が過膨張となり、**肺損傷（肺の圧損傷）**が起こる

参考： https://www.jstage.jst.go.jp/article/ccm/41/1/41_5/_pdf
　　　 https://www.kango-roo.com/learning/4477/
　　　 https://www.kango-roo.com/learning/4478/

＊CPAP　本文64ページ参照。

PSV(PS)とは？

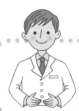

PSV＊はPSとも呼ばれ、気道抵抗や呼吸の負担を軽減してくれる付加機能です。

✚ PSVのメリットとは？

PSVは、吸気量や呼吸回数、吸気時間、呼気時間を患者さんの自発呼吸に合わせてサポートします。

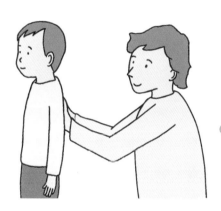

（肺の）動きを見ながらそっとサポートしてあげる。

✚ PSV（PS）は、自発呼吸を補助するモード

PSVは、自発呼吸があるときに使用されるモードです。自発呼吸を感知すると、気道に圧力（最低でも3〜5cmH$_2$O程度）をかけて、患者さんが呼吸しやすいようにサポートします。

PSVの設定後は、患者さんの呼吸努力が強くなるなど、患者さんの状態に変化がないかよく観察することが大切です。患者さんの表情に変化があったり、呼吸と合わせて筋肉が必要以上に動いていることがわかったら、設定レベルの見直しが必要かもしれません。

＊ **PSV**　Pressure Support Ventilationの略。

BiLevelとはどんなモード？

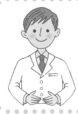

BiLevelとは、高相と低相の2相のPEEPレベルを一定時間交互に繰り返すモードです。いずれの相でも自発呼吸が可能で、両相の間での切り替えは、患者さんの自発呼吸と同期します。高相および低相で、PSVやTCなどのモードを付加することもできます。

BiLevelとはどのようなモードなのか？

BiLevelは、患者さんの自発呼吸がない場合、SIMVと同様の動きで換気することができます。高相PEEPはSIMVの吸気に、低相PEEPはSIMVの呼気に相当します。

●BiLevelのメリット

① 「換気血流比不均等分布」を改善できる
② 循環動態への影響が、(他のモードに比べて)少ない
③ 鎮痛剤の使用を最小限にできる
④ 頻呼吸などの状態になっても、自発呼吸との同調性がよい
⑤ 高相PEEPと低相PEEPの圧力差により、換気量の増大が期待できる
⑥ 高相PEEPの時間を長くすると、酸素化を改善できる
⑦ 自発呼吸のない強制換気からウィーニングまで、幅広い状況で利用できる(PC-A/Cとしても機能するため)

`自発呼吸あり`

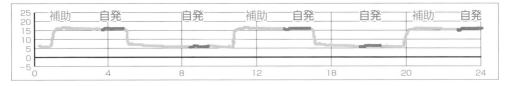

`自発呼吸なし`

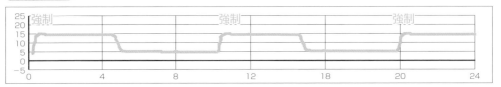

　設定をよく見れば、どのような動きなのかがわかります。

　換気の設定の意味を覚えましょう。

▼換気モード一覧

ベンダー	日本光電	ドレーゲル	メドトロニック (旧コヴィディエン)	GEヘルスケア・ジャパン	マッケ	BD (旧ケアフュージョン)
種類名	G5, S1	V500	PB 840	Carestation	Servo-i	AVEA
Volume-CMV	(S)CMV	VC-AC	AC-VC	VCV	Volume control	Volume A/C
Pressure-CMV	P-CMV	PC-AC	AC-PC	PCV	Pressure control	Pressure A/C
Volume-SIMV	SIMV	VC-SIMV	SIMV-VC	SIMV-VC	SIMV(VC)+PS	Volume SIMV
Pressure-SIMV	P-SIMV	PC-SIMV	SIMV-PC	SIMV-PC	SIMV(PC)+PS	Pressure SIMV
Pressure support	SPONT	SPN-CPAP/PS	SPONT PSV	CPAP/PS	PS/CPAP	CPAP/PSV
Volume support	VS	SPB-CPAP/VS	VS	—	VS	—
Biphasic	DuoPAP	PC BiPAP	BiLevel	BiLevel	Bi-Vent	APRV/BiPhasic
APRV	APRV	PC-APRV				

もっと詳しく！
（次のページへ）

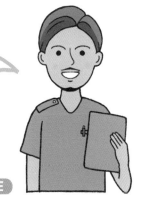

BiLevelとは「2つのレベル」（双レベル）という意味で、2つのレベルが自動で切り替わるモードです。患者さんの自発呼吸の状態に合わせて細かなアシストができるため、「肺に優しいモード」といえます。BiLevelがない機種もありますが、違うモード名で同じような働きするものがあるので、理屈だけでも覚えておきましょう。

CE

BiLevelの説明

> BiLevelってどんな
> モードですか？

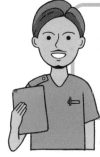

BiLevelは、ここ数年で使われるようになったモードです。高相と低相の
PEEPレベルを切り替えていき、いずれの相でも自発呼吸ができます。相の切
り替えは自発呼吸に同調するので、患者さんにとっては優しい呼吸といえま
すね。自発呼吸がないときは、高相PEEPはSIMVの吸気、低相PEEPは
SIMVの呼気に相当します。

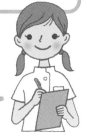

> ？？？
> よくわかりません…

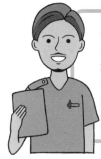

そうですよね。本などで見かける説明って、いま言ったような書き方なのでよ
くわからないと思います。知ってる人が読めば確かにそうなんですけど、この
本を読んでくれてる人にはわかりにくいかと。
じゃあ、わかりやすく解説しましょう！
BiLevelって、設定項目がたくさんあって難しそうですよね？
なので、簡単にCPAPが2つあるモードだと覚えてください。

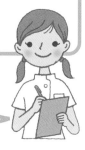

> CPAPが2つ？

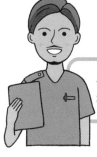

そう、CPAPです。高値のPEEPと低値のPEEPが決められた時間で入れ替
わるモードなんです。

> 入れ替わる？

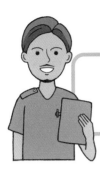

CPAPは自発呼吸がいつでも可能なモードですよね？　BiLevelは2つの
CPAPが決められた時間で入れ替わるモードなので、高値のPEEPと低値
のPEEP、どちらでも自発呼吸が可能なんです。

CE

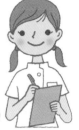

CPAPってことは、
自発呼吸がないと使
えないんですか？

新人ナース

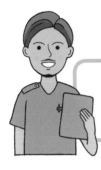

そうですね、ふつうのCPAPは自発呼吸がないと使用できません。ですが
BiLevelの場合、高値PEEPが強制換気の吸気圧の代わりをしているので、
自発呼吸がなくても使用することができます。

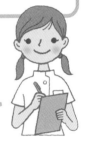

じゃあ、この吸気に見
える波形は吸気じゃ
ないんでしょうか？

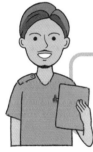

そのとおりです。BiLevelの吸気に見える波形は、高値のPEEPなので、正
確には吸気ではありません。ですが、肺に空気を送っているので、呼吸器の
表示は換気量（Vte）として表示されます。

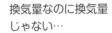

換気量なのに換気量
じゃない…

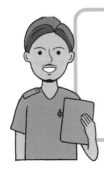

そう、なんかなぞなぞみたいですよね。
実際、自発呼吸がない患者さんに使用した場合、表示される波形はSIMVも
BiLevelも同じになります。ですが、SIMVの吸気は吸気圧、BiLevelの吸
気圧は高PEEPなので、波形は同じでも役割が違うんです。
例えば、SIMVからBiLevelに変更したとき、同じ設定にしても換気量が増
えてしまうことはないでしょうか？

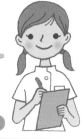

あります。

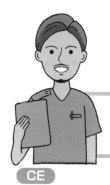

SIMVの場合は「患者からの呼気＝換気量（Vte）」
BiLevelの場合は「患者からの呼気＋PEEPの差＝換気量（Vte）」

CE

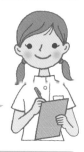

なるほど！　高値から低値に切り替わったPEEPの差が含まれているから、純粋な換気量じゃないんですね！

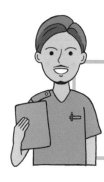

そういうことです。BiLevelの吸気に見える波形は高値のPEEPなので、正確には吸気ではないことを覚えておくといいですね。PEEPの値を低値から高値に変更したとき、肺の中には変更後のほうがたくさんの空気が入っていますよね？

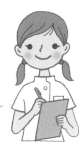

はい。PEEPの値が高くなっているので、変更後のほうがたくさん入っています。

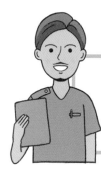

でも、PEEPの差で肺に入る空気の量は表示されないし、計測することもできませんよね。
BiLevelの換気量は、その差も含めて換気量となっているので、SIMVのときより換気量が増加したように表示されることがあります。

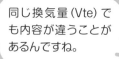

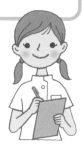

同じ換気量（Vte）でも内容が違うことがあるんですね。

chapter 5

アラームが鳴ったら
どうする？

・・・

いきなり鳴り出すとドキッとするアラーム。

でも、その理由をきちんと理解すれば

落ち着いて対処できます。

呼吸曲線の基本を知ろう

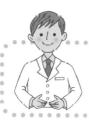

グラフィックモニターの異常に気付くためには、正常な基本の曲線を知っておくことが重要です。

➕ 基本曲線ってどんなもの？

　モニターに映る基本曲線は換気モードによって違います。ここでは、2種類の基本曲線を見てみましょう。

● VCV モードのときの基本曲線

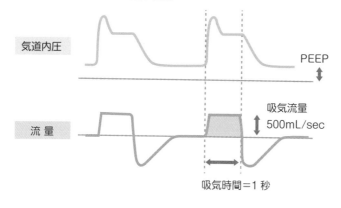

> VCV では、吸気流量、そのパターン、吸気時間を設定します。

● PCV モードのときの基本曲線

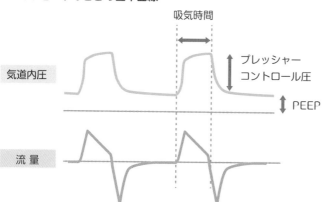

> PCVでは、設定した吸気時間の間は気道内圧が一定に保たれます。吸気流量は右下がりとなります。

初期設定の基本とは？

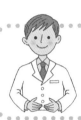

人工呼吸器を使用するのは、呼吸の状態が悪化したときです。一刻を争う場合が多いため、装着時はあらかじめ施設で取り決めておいた初期設定から開始します。

初期設定で大切なことって？

初期設定で大切なのは、酸素濃度を100%から始めて、患者さんの様子を見ながら50%以下に調整していくことです。それは、高濃度酸素を投与し続けると、肺障害を起こす危険性があるからです。

● 人工呼吸器の初期設定の例 [PCV（圧規定式換気）の場合]

酸素濃度	60%
吸気圧（PEEPに加えて）	10〜15 cmH$_2$O
PEEP	5〜10 cmH$_2$O
呼吸数	成人では、12〜15回／分が目安。肺気腫などの閉塞性障害では少なめ、間質性肺炎などの拘束性障害では多めに設定する

● 人工呼吸器の初期設定の例 [VCV（量規定式換気）の場合]

酸素濃度	〜60%
一回換気量	6〜8 mL/kg（肺の容量で計算し、一回換気量が決まる）
PEEP	5〜10 cmH$_2$O
呼吸数	成人では、12〜15回／分が目安。肺気腫などの閉塞性障害では少なめ、間質性肺炎などの拘束性障害では多めに設定する

アラームはいつ鳴るの？

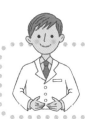

人工呼吸器のアラームが鳴る原因は、大きく分けて4つです。アラームが鳴った場合、どのように対処すればいいのかを確認してみましょう。

アラームが鳴る原因とは？

アラームが鳴る原因としては、次のような可能性があります。

●患者さんの状態が原因。
●アラームの設定が原因。
●人工呼吸器回路が原因。
●人工呼吸器が原因。

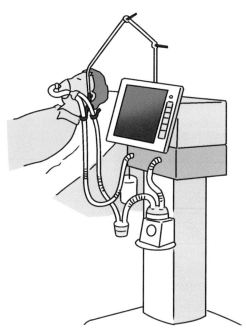

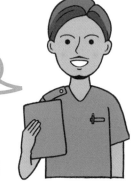

アラームを消音するのはかまいませんが、アラームへの対処をするまではリセットをしないこと！

CE

アラームが鳴った場合、どうすればいい?

　アラームにはいくつかの種類があり、種類によって原因、対処法が変わってきます。

　最初はアラームの音に驚きますが、まずは落ち着いて「何のアラームなのか」を確認しましょう。

アラーム	原因	対応
無呼吸アラーム	・自発呼吸の低下や消失 ・設定の問題	・患者さんの状態を確認 ➡フィジカルアセスメントを行い、鎮静剤の投与量も確認し、医師に報告する。 ・回路の確認 ➡回路の外れや閉塞があれば正しい状態に戻す。 ・設定の確認 ➡トリガー感度、アラーム設定を確認する。
高圧アラーム (気道内圧上限 アラーム)	・患者さん側の問題 分泌物貯留、人工呼吸器と連動していないなど ・人工呼吸器側の問題 回路の閉塞、折れ曲がりなど	・患者さんの状態を確認 ➡分泌物の貯留があれば、吸引する。ファイティングやバッキングがある場合は設定変更が必要なので、医師に報告する。 ・人工呼吸器回路を確認 ➡閉塞や折れ曲がりがあれば、適切な状態に戻す。
低圧アラーム (気道内圧下限 〈低下〉アラーム)	・呼吸回路などの接続のゆるみや破損 ・患者さんの努力呼吸が増加	・回路のゆるみをチェック ➡ゆるみがあれば接続し直す。 ・チューブやカフの破損 ➡破損しているものを交換する。 ・努力呼吸の有無を確認 ➡設定を確認し、設定が合っていない場合は変更が必要なので、医師に報告する。
換気量下限 アラーム	・患者さん側の問題 呼吸回数の減少、1回換気量の低下など ・人工呼吸器側の問題 回路のリーク、挿管チューブの抜けなど	・患者さんの状態を確認 ➡フィジカルアセスメントを行い、問題があれば医師に報告する。 ・回路、挿管チューブの確認 ➡回路の外れや閉塞があれば正しい状態に戻す。 挿管チューブの抜け、カフ漏れなどがあれば医師に報告する。
呼吸回数上限 アラーム (換気回数上限 アラーム)	・患者さん側の問題 ・人工呼吸器側の問題 設定が不適切、回路内の結露	・患者さんの状態を確認 ➡呼吸状態悪化や不安・疼痛などで、一時的に呼吸数が増加するため、医師に報告する。 ・人工呼吸器を確認 ➡設定が不適切な場合、患者さんの状態を確認し、医師に報告する。 ➡回路内に結露がある場合、水分の除去などを行う。
その他の緊急 アラーム (電源供給アラーム、ガス供給アラームなど)	・電源供給の異常 ・ガス配管の異常	・用手換気に切り替え、電源接続を確認 ➡電源を接続してもアラームが鳴る場合は、人工呼吸器の交換も検討する。 ・用手換気に切り替え、ガス配管を確認 ➡ガス配管を変える、あるいは酸素ボンベによる酸素吸入を行う。

無呼吸アラームとは？

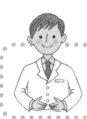

無呼吸アラームとは、患者さんが呼吸をしていない（無呼吸）、換気回数（呼吸数）が低下してきた、ということを知らせるアラームです。

無呼吸アラームの原因とは？

無呼吸アラームの原因には、どんなものがあるのでしょうか。

患者さん側の問題	人工呼吸器側の問題
・自発呼吸の停止 ・鎮静剤の過剰投与 など	・回路のリーク　・カフ圧の低下　・気管チューブ内に水が溜まる ・一回換気量、気道内圧下限、PSVのトリガーなどの設定が合っていない

無呼吸アラームが鳴った場合、どうすればいい？

無呼吸アラームが鳴ったら、❶～❹の順番で原因を確認していきます。

❶患者さんのバイタルや酸素飽和度、換気量などを確認します。

❷回路のリーク、気管チューブの状態等を確認し、正しく接続します（この間に応援を呼ぶこと！）。

❸回路に問題がない場合、用手換気に切り替え、酸素飽和度を確認します。

❹設定に問題がある場合は、医師に相談します。

❶ 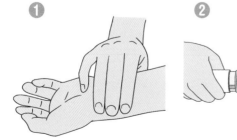 ❷ 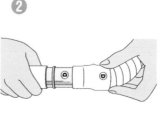 ❸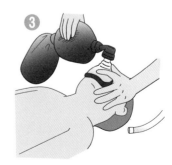

気道内圧上限アラームとは?

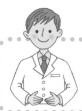

気道内圧上限アラームとは、回路の圧力が設定以上に上がっていることを知らせてくれるアラームです。

気道内圧上限アラームの原因とは?

気道内圧上限アラームの原因には、どんなものがあるのでしょうか。

● 回路の閉塞により、圧が高くなった。
● 分泌物の貯留により、気管チューブが閉塞した。
● 人工鼻が水浸しになった (人工鼻を交換していないなど)。
● 患者さんの努力呼吸が増加した。

気道内圧上限アラームが鳴った場合、どうすればいい?

気道内圧上限アラームが鳴ったら、❶〜❺の順番で原因を確認していきます。

❶ 器械からバッグバルブに切り替えて、器械に問題はないか調べます。
❷ バッグバルブでも換気できないときは超緊急事態です。すぐに医師へ連絡します。
❸ 気管チューブや気道の閉塞を疑い、吸引します。
❹ バッグバルブで気道の閉塞が確認できない場合でも、喘息や気管支痙攣による気道の狭窄の可能性があります。または、緊張性気胸による胸腔の圧の上昇などがあります。
❺ ファイティングが原因なら、設定変更を考えます。

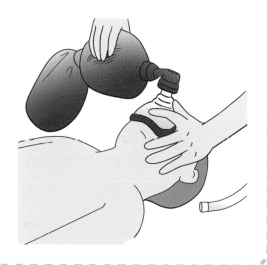

気道内圧下限アラームとは？

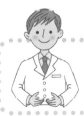

気道内圧下限アラームとは、回路の圧力が設定よりも下がっていることを知らせてくれるアラームです。

 ## 気道内圧下限アラームの原因とは？

気道内圧下限アラームの原因には、どんなものがあるのでしょうか。

- ●回路が外れている、またはリークしている。
- ●カフからリークしている。
- ●患者さんの自発呼吸による圧力の停滞。
  ※自発呼吸と器械のタイミングがピッタリすぎると、チューブ内の圧が上がらないこともあるため。
- ●器械の故障。

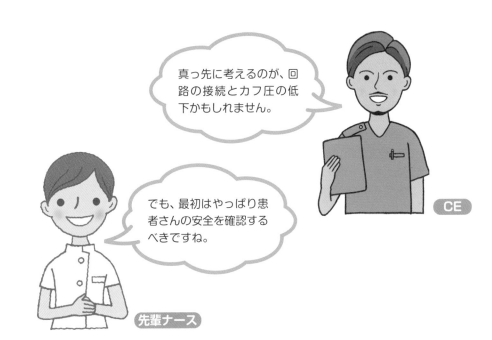

真っ先に考えるのが、回路の接続とカフ圧の低下かもしれません。

CE

でも、最初はやっぱり患者さんの安全を確認するべきですね。

先輩ナース

気道内圧下限アラームが鳴った場合、どうすればいい？

気道内圧下限アラームが鳴ったら、❶〜❺の順
番で原因を確認していきます。

❶患者さんの酸素飽和度やバイタルを確認します。
❷回路を確認します。

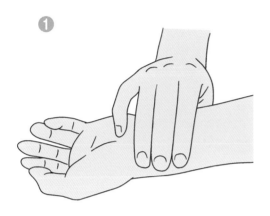

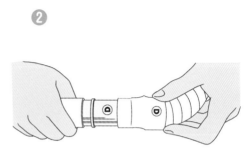

❸カフ漏れがないかどうか確認します。
❹患者さんの状態によっては、バッグバルブ換気に切り替えます。

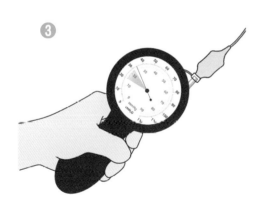

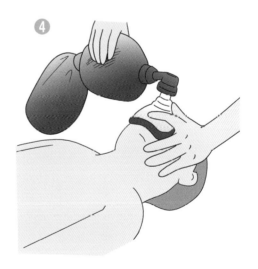

> ここまでで異常が見つからなければ、器械に問
> 題があるかもしれません。

　器械トラブルは、きちんと原因を見極め、場合
によっては修理が必要となります。器械のメンテ
ナンスができる人（病院内ならCEさん）に連絡
し、点検をお願いしましょう。

換気量下限アラームとは？

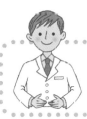

換気量下限アラームとは、換気量が設定よりも低下したことを知らせてくれるアラームです。

換気量下限アラームの原因とは？

換気量下限アラームの原因には、どんなものがあるのでしょうか。

- 患者さんの状態の変化。
- 回路が外れている。
- カフ漏れで圧が下がる。

換気量下限アラームが鳴った場合、どうすればいい？

換気量下限アラームが鳴ったら、❶～❺の順番で原因を確認していきます。

❶患者さんの酸素飽和度やバイタルを確認します。
❷回路を確認します。

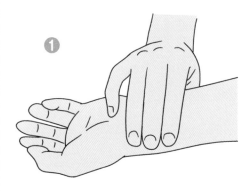

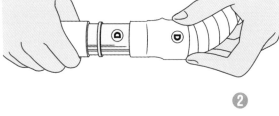

❸カフ漏れがないかどうか確認します。
❹患者さんの状態によっては、バッグバルブ換気に切り替えます。

❸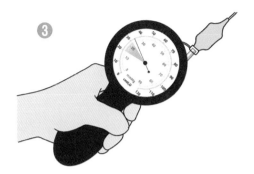

❹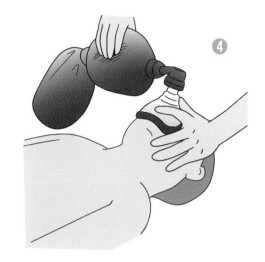

❺アラームの設定が適切ではない場合は、設定を見直しましょう。
　器械に問題があれば交換しましょう。

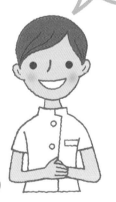

患者さんの状態の変化にはいろいろありますが、換気量が下がったということは、そのぶんだけ必要な酸素が送られていないということです。設定内容の検討が必要なこともあります。

器械トラブルは患者さんの命にも関わることだから、すぐに連絡してください。

先輩ナース

CE

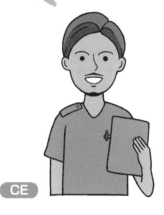

換気回数上限アラームとは？

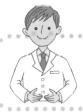

換気回数上限（呼吸回数上限）アラームとは、呼吸の換気回数が設定よりも多いことを知らせてくれるアラームです。

換気回数上限アラームの原因とは？

換気回数上限アラームの原因には、どんなものがあるのでしょうか。

●患者さんの状態の変化。
●アラーム設定が合っていない。

換気回数上限アラームが鳴った場合、どうすればいい？

換気回数上限アラームが鳴ったら、❶～❻の順番で原因を確認していきます。

❶患者さんの酸素飽和度やバイタルを確認します。
❷患者さんの状態によっては、バッグバルブ換気に切り替えます。換気量を記録します。
❸患者さんの呼吸が浅くなっている場合は、緊急の処置が必要です。医師を呼びましょう。
❹興奮していたり（不穏）、ファイティングなどが原因と思われる場合は、鎮静や設定の見直しを医師と相談します。
❺血中酸素濃度の変化によって過換気になる可能性もあります。
❻アラームの設定が適切ではない場合は、設定を見直しましょう。

換気量の上限値を上げる必要性があるかもしれません。

医師

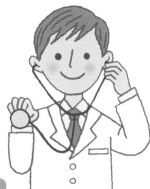

chapter 6

気管挿管の介助をしよう

気管挿管の介助は緊張しますが、

あわてずに介助ができるよう、

手順とその理由をマスターしましょう。

気管挿管は３種類

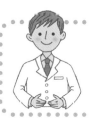

気管挿管の方法は、大きく分けて３種類あります。ここでは、３種類すなわち「経口挿管」「経鼻挿管」「気管切開」のそれぞれについて、メリットとデメリットを考えてみましょう。

気管挿管の各方法のメリットとデメリット

経口挿管は口から気道を確保する方法です。３種類の中で一番よく使われます。

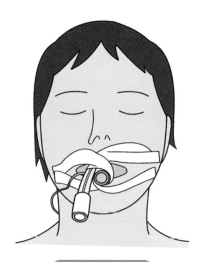

経口挿管

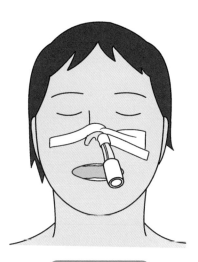
経鼻挿管

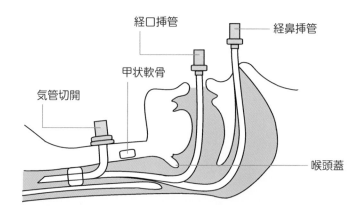

経口挿管

経鼻挿管

甲状軟骨

気管切開

喉頭蓋

	経口挿管	経鼻挿管	気管切開
メリット	挿管しやすい。	挿管チューブを固定しやすい。 口腔ケアがしやすい。	患者さんの違和感が少ない。 気管吸引しやすい。 口腔ケアがしやすい。
デメリット	挿管チューブを固定しにくい。 口腔ケアがしにくい。 患者さんの口腔内に違和感が強い。	VAP（人工呼吸器関連肺炎）になりやすい。 気管吸引しにくい。	装着に時間がかかる。 VAP（人工呼吸器関連肺炎）になりやすい。

column

気管挿管は「あ・うん」の呼吸で！

　気管挿管を行うときは、けっこう緊急事態だったりします。

　実際に挿管するのは医師ですが、医師だって日常的に気管挿管を経験している麻酔科医以外は、実はかなり緊張していることもあるはず。

　新人看護師だけが緊張しているわけではないのです。

　気管挿管をどの方法で行うのかは、もちろん患者さんの状態によりますが、いずれの方法でも、一時的には自発呼吸を止めるタイミングがあるわけですから、すばやく、正確に行う必要があります。

　新人看護師は、医師の手技の流れを見ていることも必要ですが、ある程度の回数を見る機会があるなら、「先輩看護師がどのように動いているのか」にも注目しましょう。

　医師との「あ・うん」の呼吸、わかりますか？

気管挿管で準備するものは？

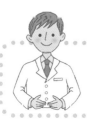

気管挿管では、いろいろな物品が必要になります。スムーズに実施できるように、しっかり物品チェックをしましょう。

✚ 気道挿管で使う様々な物品

気管挿管で使う物品は全部で15個です。

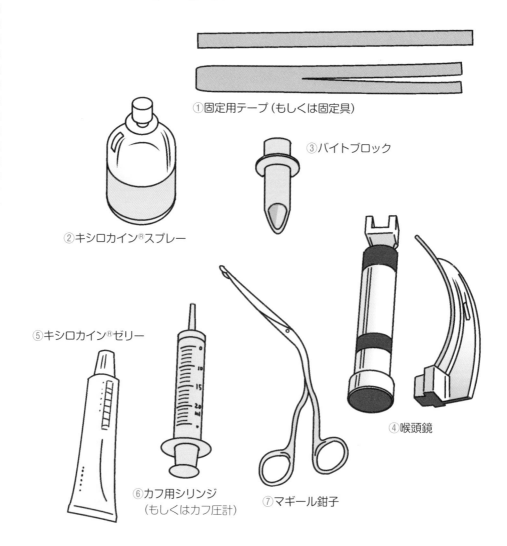

①固定用テープ（もしくは固定具）

③バイトブロック

②キシロカイン®スプレー

⑤キシロカイン®ゼリー

④喉頭鏡

⑥カフ用シリンジ
（もしくはカフ圧計）

⑦マギール鉗子

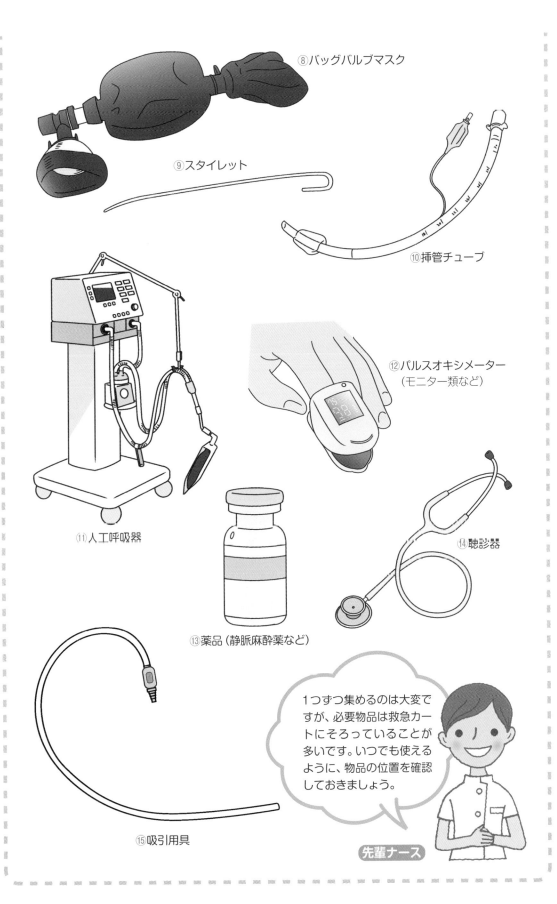

⑧バッグバルブマスク

⑨スタイレット

⑩挿管チューブ

⑪人工呼吸器

⑫パルスオキシメーター
（モニター類など）

⑬薬品（静脈麻酔薬など）

⑭聴診器

⑮吸引用具

1つずつ集めるのは大変ですが、必要物品は救急カートにそろっていることが多いです。いつでも使えるように、物品の位置を確認しておきましょう。

先輩ナース

経口挿管の介助方法を知ろう

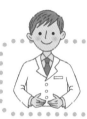

経口挿管は、口からチューブを入れて空気を送り込む準備をする方法です。
ここでは、気道確保で一番使われている経口挿管を見てみましょう。

気管挿管の手順を知ろう

経口挿管の手順に沿って、どのように動けばいいのかをイメージしてみましょう。

❶患者さんの姿勢の介助をします。
患者さんを、口から喉が見やすくなるようにスニッフィングポジション（下位頸椎を屈曲し、上位頸椎を伸展した体位）にする。

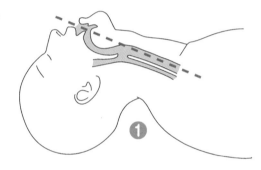

❷喉頭への表面麻酔を行います。
❸麻酔が効いたあと、喉頭鏡で喉頭を展開します。看護師は、医師の右側に立ち、医師の視野が広がるように、患者の右口角を指で広げます。

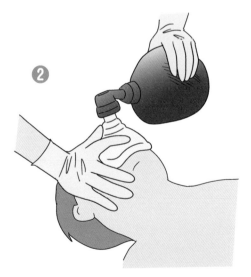

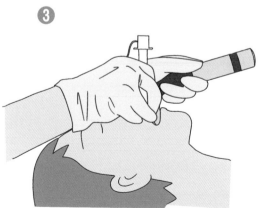

❹このとき、必要に応じて輪状軟骨(のどぼとけの下)を圧迫すると、声門が見えやすくなります。また、嘔吐を防ぐこともできます。

❺喉頭の展開が終わったら、看護師はチューブを渡します。

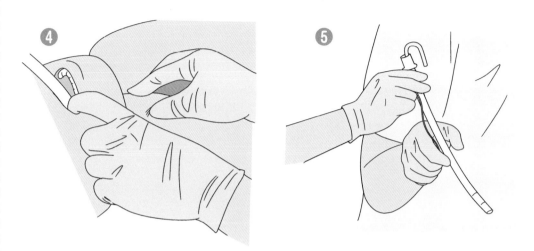

❻医師がチューブを気管挿入したら、看護師は気道内の挿管チューブの挿入の長さを変えないように注意しながら、スタイレットを抜き、医師または看護師がバイトブロックを挿入します。

・カフに空気を入れて空気漏れを防ぎます。カフの硬さは、親指と人差し指で挟んで持って、軽く抵抗があるくらいが適当(カフ圧は20〜30cmH₂O、量は5〜10mL)です。カフの量を医師に報告します。

・肺に空気が送り込まれるかどうか確認します。挿管チューブにバッグバルブマスクを付け、換気をして、ちゃんと呼吸音が聞こえたらOKです。

❻バイトブロックを挿入　　　　❻カフに空気を入れる

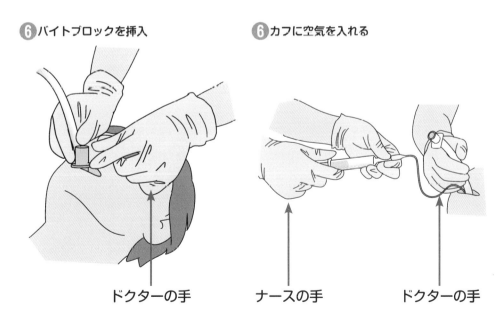

ドクターの手　　　　ナースの手　　　　ドクターの手

❼挿管チューブをテープで固定します。このとき、挿管チューブの長さを確認したら、マーキングして固定するようにします。

気管挿管を確認しよう

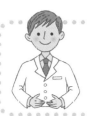
気管挿管が正しく行われていないと、患者さんの肺に、しっかりと空気を送り込むことができません。ここでは、気管挿管が正確かどうかを確認する方法を見てみましょう。

✚ 視診で確認する

バッグバルブマスクから送り込まれている空気で胸郭が膨らんでいるかを視診します。

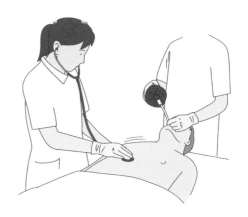

✚ 聴診で確認する

聴診器をあてて、❶～❸の順番で音を確認します。

❶ゴボゴボという音が聞こえていませんか？
❷右胸部の呼吸音が正しく聞こえていますか？
❸左胸部の呼吸音が正しく聞こえていますか？

ゴボゴボという音が聞こえないか再確認しましょう。
このとき、音に左右差がないかどうかも確かめましょう。もしも左右差があれば、片肺挿管＊の可能性があります。

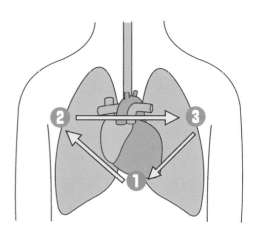

＊**片肺挿管**　挿管チューブの先端の位置と、気管支の分岐位置が合わず、片方の肺だけに空気が送られてしまう状態のこと。

器具で確認する

　二酸化炭素検出器やEDDチェッカーでも調べることができます。

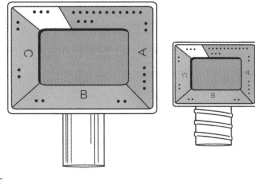

・二酸化炭素検出器

　気管チューブに装着して使用します。2回程度の換気後、色の変化で確認することができます。

・EDDチェッカー

　ゴムボールのような器具です。挿管チューブとつないで、ボールを指でへこませてから使います。挿管がうまくいっていれば、指を離すとボールが膨らみます。

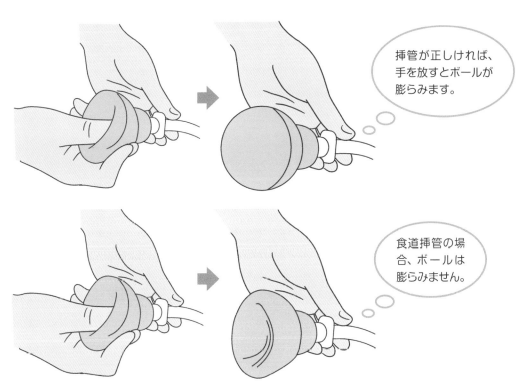

挿管が正しければ、手を放すとボールが膨らみます。

食道挿管の場合、ボールは膨らみません。

レントゲンで確認する

　レントゲンで挿管チューブの先端の位置と気管支の位置関係を確認し、片肺挿管になっていないかを最終確認します。

気管チューブを固定しよう

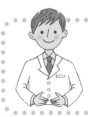

気管チューブの固定は、とても大切です。事故抜管や自己抜管が起こらないように、注意しながら2人以上で行うことが望ましいです。固定方法には、3面固定、4面固定などがあります。

✚ 3面固定をしてみよう

チューブの挿入の深さが変わらないように、口角の位置で固定します。テープが貼り付く部分が3か所なので「3面固定」といいます。

①1枚の固定テープに切り込みを入れます。
②固定テープの切り込みの入っていない部分を口角にあて、貼ります。
③上の固定テープを気管チューブに2周巻いて、上唇に沿って貼ります。

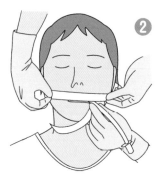

④下の固定テープも気管チューブに2周巻いて、下唇に沿って貼ります。

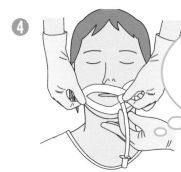

気管チューブを把持するときは、事故抜管を防ぐため、患者さんの頸に指をあてて固定しましょう。

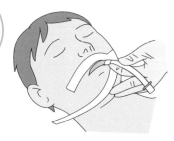

４面固定をしてみよう

　固定方法としては、面が多いほど強度は上がります。ここで説明する方法は、全部で４か所で貼るため「４面固定」といいます。

❶４面固定のテープは、１本を半分に切ったものを使います。

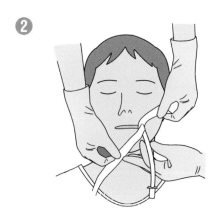 ❶

❷固定テープを片頬上側から貼り付け、気管チューブに２周巻き付けます。
❸巻き付けた固定テープを、上唇に沿って反対側の頬に貼ります。

❷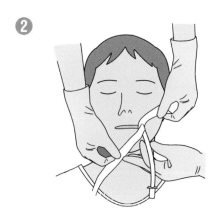

❸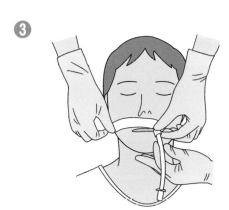

❹残りの固定テープを片頬の下側から貼り付け、気管チューブに２周巻き付けます。
❺巻き付けた固定テープを、下唇に沿って反対側の頬に貼ります。

❹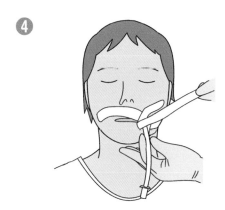

❺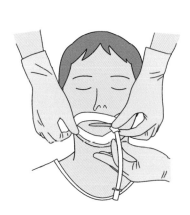

気管挿管にもある"合併症"

気管挿管は、気道閉塞が起きたときや、人工呼吸器による呼吸管理が必要な場合に行います。

呼吸状態の改善のためには必要な処置ですが、気管挿管にも合併症はあります。

気管挿管の方法は大きく3つありますが、共通の合併症と、経鼻挿管の合併症に分けて考えてみます。

共通の合併症

●**低酸素血症**

・挿管操作によって、一時的に起こる。

・挿管前の十分な酸素投与で予防する。

●**循環動態の変化**

・挿管の刺激による、血圧上昇、不整脈など。

・高二酸化炭素血症の患者への挿管後、低酸素状態が一気に改善することで、ショック状態になることがある。

●**咽頭浮腫**

・気管チューブが太すぎたり、カフ圧が高すぎるときに起こる。

●**抜管後の嗄声、咽頭痛**

●**歯牙損傷（歯が折れること）**

・喉頭鏡を歯に引っかけて、テコの支点にしてしまうと、歯が折れることがある。

・そのまま、気管内異物となることがあるので注意。

●**食道挿管**

・挿管後、空気を送ると腹部が膨満する。

・すぐに挿管チューブを抜いて、酸素を投与したのち、再挿管する。

●**嘔吐、誤嚥**

・挿管の刺激などにより、急に嘔吐することがある。

・挿管中に嘔吐したときは、顔を横に向けて、嘔吐物が気管内に入らないよう十分に注意する。

・場合によっては、介助者が輪状軟骨（のどぼとけ）を、上から垂直に強く押し、食道からの逆流を防止する。

経鼻挿管の合併症

● **鼻出血**

・挿管の操作により鼻粘膜を傷付けてしまうと起こる。

・出血してしまうと、挿管が困難になることがある。

・経鼻挿管は、出血傾向がある患者には向かない。

　いずれの合併症も、いつ起こるかわかりません。特に、ICUや病棟などで挿管が必要なときは、患者さんの状態があまりよくないことが多いので、何かあってもすぐに対処できるよう、緊急カートを近くに置いておく、あるいはすぐに吸引が使えるようにしておく、などの準備が必要です。

気管挿管を行うときは、患者さんの異変にすぐに気付けるよう、しっかり観察するのですね。

新人ナース

人工呼吸器のアラームの区分を見極めよう

人工呼吸器のアラームには、大きく2つの区分があります。

●救命的アラーム：最低分時換気量、最低気道内圧、無呼吸、低電圧

これらのアラームは、人工呼吸器が正常に動作していない可能性を示すものですので、「ただちに正常な動作に戻す必要がある」ときにアラーム音が発生するよう、慎重に設定します。

●合併症予防アラーム：最高気道内圧、最高分時換気量、頻呼吸

「そのままの状態が続くと合併症を起こす危険がある」ときアラーム音が発生するように設定します。

いずれの場合も、患者さんの状態などに合わせて、少しずつ設定を調整することもあります。人工呼吸器の機種によっては、あらかじめ"ある程度のアラーム設定"がなされていますので、どんなときにアラームが鳴るように設定されているのか、確認しておきましょう。

また、呼吸回路への一時的な操作、例えば、加温加湿器などへの蒸留水の補充や、気管内吸引を行っている間などは、アラームが作動することがあります。

そのような場合、アラームが作動しても、すぐにリセットしてはいけません。**いま行っている操作を終了した後、他の部分で問題がないことを確認してから**、リセットボタンを押すようにします。

人工呼吸器は、患者さんにとって、まさに命綱。「大丈夫だろう」という思い込みではなく、「ほかに問題はないか？」を、常に考えるようにしましょう。

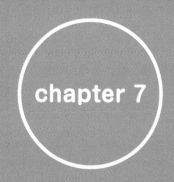

chapter 7

呼吸器看護ケアの極意

. . . .

呼吸器に対する看護ケアは、
人が生きるためにとても重要なケアです。
そのポイントをマスターしておきましょう。

患者さんの精神的ケアをしよう

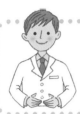

人工呼吸器をつけている患者さんには、苦痛を和らげるため鎮静剤や鎮痛剤が使用されます。それでも、患者さんにとって安心で安全な入院生活を過ごしてもらうためには、精神的ケアが欠かせません。

精神的ケアをしてみよう

精神的ケアには、どんなものがあるでしょうか。

❶いまの状況を説明する

人工呼吸器をつける前に十分な説明がなされていても、患者さんの状況に合わせて随時説明することで、患者さんに安心してもらうことが大切です。

❷体内リズムや環境を整える

少しでも快適に過ごせるように、患者さんの状態に合わせて外の光を入れたり、カーテンを閉めたりします。日時を伝えることも重要です。また、看護師同士の会話にも気を付けましょう。

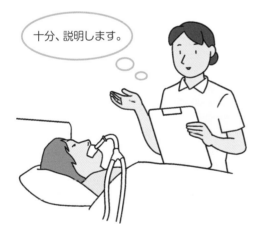

十分、説明します。

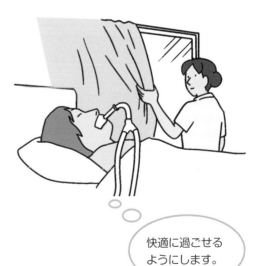

快適に過ごせるようにします。

❸**面会時間を利用したり、テレビを見たりして気分転換ができるようにする**

患者さんの元気の源はやはり家族や友人の支えです。無理のない時間で、面会してもらえるように見守りましょう。

❹**患者さんとコミュニケーションがとれるように工夫する**

筆談や50音文字盤などを使って、可能な限り患者さんとコミュニケーションがとれるようにしましょう。

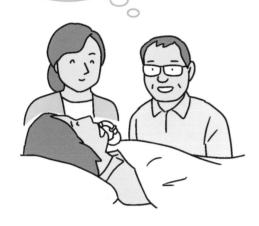

> 家族や友人の支えも大切です。

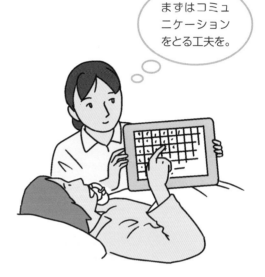

> まずはコミュニケーションをとる工夫を。

> 話すことはできなくても、周りの会話は聞こえていることもあるのよ。

女性患者

> 患者さんの意識レベルにかかわらず、言動には十分注意しましょう。

先輩ナース

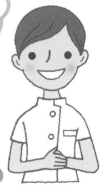

知っておきたい患者さんの情報

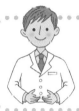

人工呼吸器をつけた患者さんに接する前に知っておきたい情報がいくつかあります。患者さんによって状態は異なるため、まずは大きく3つのことを把握しておきましょう。

患者さんの人工呼吸器の記録

まず把握しておきたいのは、患者さんの人工呼吸器に関する記録です。

① いつから装着しているのか
② もともとの病状
③ 人工呼吸器の設定
④ 今後の治療方針や評価指針

患者さんの状態に関する記録

患者さんのいまの状態がどのようなものなのかをチェックしましょう。

① 鎮静のレベルや、現在の意識レベル
② 可能なコミュニケーション方法
③ 鎮静剤に関する情報
④ 鎮痛剤に関する情報

患者さんの対処方法に関する記録

患者さんによく起こる問題と対処方法を知っておくと、スムーズに処置を行うことができます。

① 起きる可能性の高いアラームの種類と対処方法
② 起きる可能性の高い問題と対処方法
③ 対処後の患者さんの様子

話せない患者さんの声を聴く

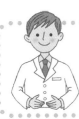

人工呼吸器をつけた患者さんは、声を出すことができません。ですから看護師は、患者さんのちょっとした変化を見逃さずに対処していくことが求められます。

人工呼吸器をつけた患者さんの状態って?

話せない患者さんの状態はどのようなものなのか考えてみましょう。

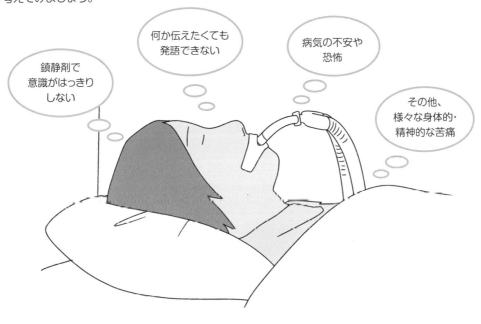

鎮静剤で意識がはっきりしない

何か伝えたくても発語できない

病気の不安や恐怖

その他、様々な身体的・精神的な苦痛

人工呼吸器をつけた患者さんのケアのポイント

話せない患者さんの声を聴くためには、人工呼吸器のモニターやアラームから患者さんの苦痛を読み取る姿勢が必要です。患者さんの気持ちや苦痛を積極的に探して、対処していくことが看護師には求められています。

鎮静の目的って？

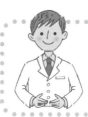

人工呼吸器を使用する患者さんには、鎮静薬を使うことが多くなります。どのような目的で鎮静が行われるのかを、患者さんの状態と照らし合わせながら考えてみましょう。

人工呼吸器を装着した患者さんの状態

人工呼吸器を装着した患者さんの状態としては、次のようなことが考えられます。

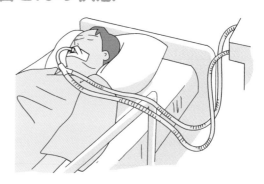

①話すことができないために生じるストレス。
②気管チューブによる口腔内の違和感。
③侵襲的モニターによる苦痛。
④術後の痛みによる苦痛。
⑤気管吸引時の苦痛。
⑥鎮静薬で意識がはっきりしない。

鎮静によるメリット

上記のような人工呼吸器による患者さんの苦痛を和らげるために、鎮静が行われます。また、鎮静によるメリットもあります。

①安静や睡眠を持続することができる。
②自己抜管を防ぐことができる。
③処置中の苦痛を和らげる。
④安定した呼吸を保つことができる（人工呼吸器との同調）。

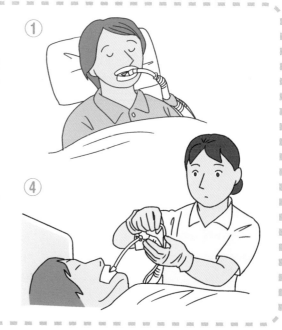

①

④

鎮静と鎮痛の違いって？

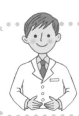

鎮静とは、興奮を抑え精神を安定させるためのもの。鎮痛とは、体の痛みを和らげるものと、考えられます。目的が違うため、使われる薬剤も異なります。

鎮静で使われる薬剤とは？

鎮静でよく使われる薬剤は、どのようなものがあるでしょうか*。

薬剤一般名 （商品名）	作用発現 時間	維持用量 （静脈注射）	副作用	注意点
ミタゾラム （ドルミカム®）	2～5分	初回：0.03mg/kg以上、1分以上かけて静脈注射する 維持：0.03～0.18mg/kg	無呼吸、呼吸抑制、低血圧	ゆっくり静脈注射をして、鎮静レベルを確認する
プロポフォール （ディプリバン®）	1～2分	5～50μg/kg/分	注射時疼痛、低血圧、呼吸抑制、プロポフォール注入症候群	原料に卵・大豆を使用しているので、アレルギーのある患者には使わない
ケタミン塩酸塩 （ケタラール®）	30秒 ～1分	初回：1～2mg/kgを静脈内にゆっくり投与 維持：初回の1/2程度	血圧上昇、頻脈、頭蓋内斤亢進、眼圧上昇	嘔吐や、唾液の過量分泌があるので、気道管理に注意

鎮痛で使われる薬剤とは？

鎮痛でよく使われる薬剤は、どのようなものがあるでしょうか*。

薬剤一般名	作用発現 時間	用量	副作用	注意点
フェンタニル	すぐに	静脈注射、筋肉注射、皮下注射。1回あたり0.1mgから開始。持続静脈注射で使われることが多い	呼吸抑制、腸蠕動低下	速効性があり、作用時間が短い。循環動態への影響がモルヒネより少ない
モルヒネ	15～30 分	静脈注射、筋肉注射、皮下注射。1回あたり5～10mgから開始。間欠投与が基本	血管拡張、呼吸抑制、腸蠕動低下	呼吸抑制が現れやすいので、呼吸数、呼吸パターン、SpO_2の変化に注意する

*出典：『ER・ICUの薬剤110：看護師・研修医必携（エマージェンシー・ケア2015年夏季増刊）』および各薬剤の添付文書情報を参考に作成。

鎮静レベルの評価表を確認しよう

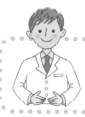

鎮静の最適なレベルは、目が覚めていても興奮しないで安定していること、または、眠っていても刺激に対して反応があり、咳反射がある状態です。

鎮静レベルの評価表で患者さんの状態を共有しよう

リッチモンド興奮・鎮静スケール（RASS）を使い、チームで患者さんの状態を共有しましょう。

スコア	用語	説明
＋4	好戦的な	明らかに好戦的、暴力的、スタッフに対する差し迫った危険
＋3	非常に興奮した	チューブ類またはカテーテル類を自己抜去、攻撃的な
＋2	興奮した	頻繁な非意図的な運動、人工呼吸器ファイティング
＋1	落ち着きのない	不安で絶えずそわそわしている、しかし動きは攻撃的でも活発でもない
0	意識清明な	落ち着いている
－1	傾眠状態	完全に清明ではないが、呼びかけに10秒以上の開眼およびアイ・コンタクトで応答する
－2	軽い鎮静状態	呼びかけに10秒未満のアイ・コンタクトで応答
－3	中等度鎮静	状態呼びかけに動き、または開眼で応答するが、アイ・コンタクトなし
－4	深い鎮静状態	呼びかけに無反応、しかし、身体刺激で動き、または開眼
－5	昏睡	呼びかけにも身体刺激にも無反応

出典：「人工呼吸中の鎮静のためのガイドライン」

● ステップ1

　30秒間、患者さんを観察し、視診のみでスコア0〜＋4を判定する。

● ステップ2

❶大声で名前を呼ぶか、開眼するように言う。

❷10秒以上アイ・コンタクトができなければ繰り返す。以上2項目（呼びかけ刺激）によりスコア－1〜－3を判定する。

❸動きが見られなければ、肩を揺するか、胸骨を摩擦する。これ（身体刺激）によりスコア－4、－5を判定する。

心肺蘇生を行うには？

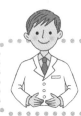

人工呼吸管理中に心肺が停止した場合、心肺蘇生を行うことがあります。どのような手順で心肺蘇生を行えばいいのか見てみましょう。

ALS（二次救命処置）アルゴリズムとは？

心肺停止時の救命処置には、BLS（一次救命処置）とALS（二次救命処置）があります。この違いは、ごく簡単にいえば、次のようになります。

・**BLS ＝ AEDを使い、一般の人でもできる。**
・**ALS ＝ 医療機器を使って、専門チームが行う。**

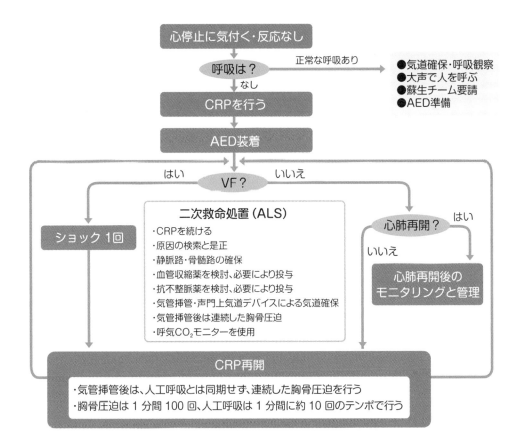

出典：「JRC蘇生ガイドライン2015」より改変。

ALSの気管挿管の物品準備と確認とは？

　ALSの気管挿管の場合、物品の準備と確認を同時に行います。

- ●喉頭鏡が点灯するかを確認する。
- ●気管チューブのカフのエアー漏れがないかを確認する。
- ●スタイレットを気管チューブからはみ出さないように挿入する。
- ●気管チューブ先端からカフにキシロカインゼリーを塗る。

※患者さんの口腔内に分泌物や義歯があれば取り除きます。

ALSの気管挿管の介助とは？

❶スニッフィングポジションをとります。

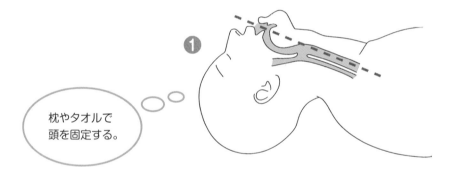

枕やタオルで頭を固定する。

❷医師が喉頭展開を始めたら、気管チューブを渡します。

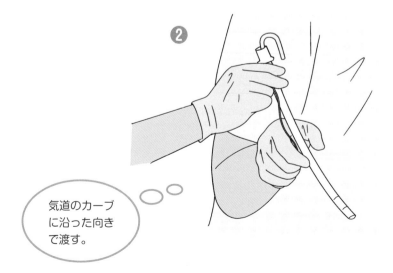

気道のカーブに沿った向きで渡す。

❸医師がチューブを気管挿入したら、看護師は気道内の挿管チューブの挿入の長さを変えないように注意しながら、スタイレットを抜き、医師または看護師がバイトブロックを挿入します。

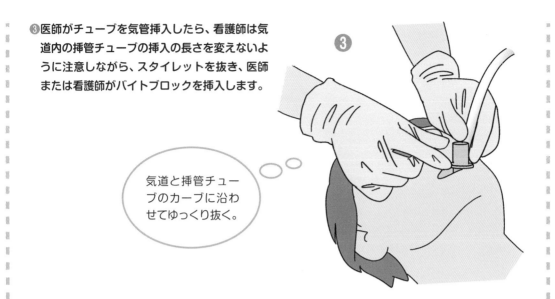

気道と挿管チューブのカーブに沿わせてゆっくり抜く。

❹カフにエアーを10mL程度入れます。

ひととおりの処置が終わったら、適正なカフ圧（22mmHg＝30cmH$_2$O以下）に調整します。

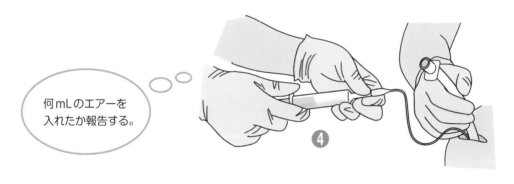

何mLのエアーを入れたか報告する。

❺気管チューブに換気用バッグをつないで、用手換気を行います。

その後、挿管チューブの確認をして、テープで固定します。

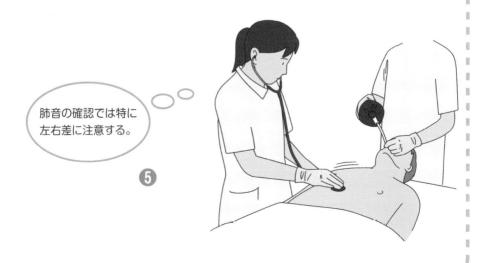

肺音の確認では特に左右差に注意する。

ウィーニングとは？

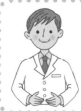

ウィーニングとは、人工呼吸器から離脱させることです。言葉の意味としては「weaning ＝ 離乳させる」ことを指します。人工呼吸器は、患者さんの呼吸をサポートしてくれますが、そのサポートがずっと必要なわけではないので、早期のウィーニングを目標にします。

ウィーニングを始めるのはいつ？

　早期のウィーニングを目標としているため、人工呼吸器を装着したときからウィーニングを意識することが大切です。しかし、人工呼吸器をつけている患者さんの状態を見極めることは難しいです。そのため、次のような状態が認められたとき、ウィーニングを検討していくことになります。

●自発呼吸がある。
●人工呼吸器を装着する要因となった病態と意識レベルが改善している。
●気道内の分泌物を自力で吐き出すことができる。
●血圧と脈拍が安定している。
　目安：酸素40%以下、PEEP 5～8mmH$_2$O以下、呼吸数35回以下、電解質の改善など。

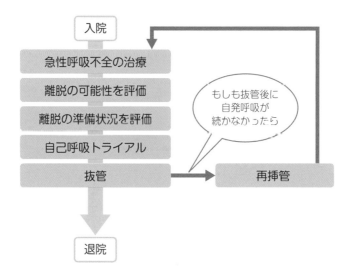

　ウィーニングを始めるときは、鎮静剤を減らしていきます。患者さんが覚醒したら、改めて全身状態を確認し、ウィーニングの可能性を評価します。

ウィーニングの方法とは？

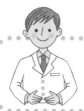

ウィーニングは、どのような流れで進められるのでしょうか。ここでは、SBT＊を使った方法について見てみましょう。

SBT（自発呼吸トライアル）とは？

SBTとは、人工呼吸器を外して、患者さんが自発呼吸できるかどうかを見る方法です。挿管チューブにT字型のチューブをつないで、酸素を流しながら自発呼吸のみの時間を増やしていきます。

●人工呼吸器でCPAPモードにする。
●人工呼吸器を外してTピースにする。……など

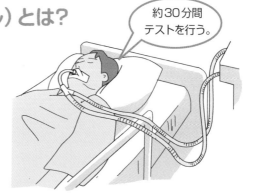

約30分間テストを行う。

ウィーニングの流れとは？

ウィーニングは、一度に行うのではなく、毎日少しずつの「自発呼吸トライアル」を繰り返し行い、人工呼吸器の補助なしで自発呼吸が行えることを確認します。

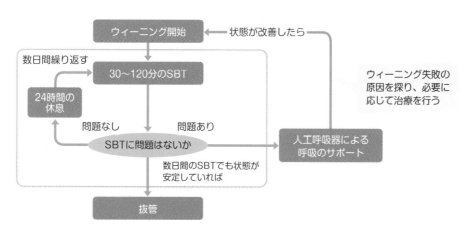

＊ **SBT** Spontaneous Breathing Trial の略。自発呼吸トライアル（トレーニング、テスト）のこと。

気管挿管なのに"鼻"や"耳"の炎症？

気管挿管には3つの方法がありますが、そのうちの経鼻挿管では、場合によって副鼻腔炎や中耳炎を起こします。

●副鼻腔炎

上気道から副鼻腔の出入り口までを、チューブによってふさがれることにより、

> ・副鼻腔から分泌された粘液や体液の出口がふさがれる

↓

> ・副鼻腔内に分泌物が溜まる

↓

> ・チューブの刺激や分泌物の停滞により、炎症を起こす（場合によっては出血し、さらに炎症が強くなる）

↓

> ・炎症＋分泌物の停滞で、副鼻腔炎を起こす

という流れで、副鼻腔炎を起こすようです。

手術中のように短時間の気管挿管であれば、発生頻度は少ないのですが、病棟での人工呼吸器による呼吸管理を行うなど、数日間以上にわたって挿管チューブが挿入されている場合は、比較的高頻度で副鼻腔炎を合併します。

症状としては、

> ・頭が重い感じ（頭重感）
> ・頭痛
> ・頬の痛み
> ・歯の痛み
> ・眼の奥の痛み

などがあります。

しかし、鎮静下にある患者さんは、自分で苦痛を訴えることができません。バイタルリインの観察も大事ですが、黄色い鼻汁、ニオイのある鼻汁などがある場合は、副鼻腔炎を起こしていると考えてよいでしょう。

その他、炎症を示す検査データにも注意が必要です。

●中耳炎

では、中耳炎はどうでしょうか。

症例数としては多くはありませんが、鼻と耳は耳管を通じてつながっていますので、鼻側で炎症などが起きていれば、中耳炎を起こすこともあります。

症状としては、

> ・耳（特に奥のほう）の痛み
> ・頭痛
> ・耳鳴り

などがあります。

ただし、鎮静下にある患者さんは、やはり自分で訴えることはできませんので、呼名（こめい）に反応するか、耳の中に膿がないかなどを、しっかりと確認しましょう。

chapter 8

患者さんの変化に
気が付くためには？

人工呼吸器を装着している患者さんの看護では、

小さな変化も見逃さないことが大切。

看護師が気付くべき変化のポイントをマスターしておきましょう。

見て変化を読み取ろう（視診）

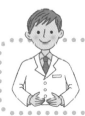

視診では、モニターに表示されない患者さんの変化に気付くことが大切です。患者さんをしっかり見て、アセスメントしましょう。

どこから視診すればいいのか？

まずは、表情、皮膚の状態、瞳孔の開き具合、頸動脈の怒張などを見ます。次に意識レベル、胸の動き、腹部の動きを見て、ルート類、チューブやドレーンの状態、モニター類、固定や抑制の状態も確認します。

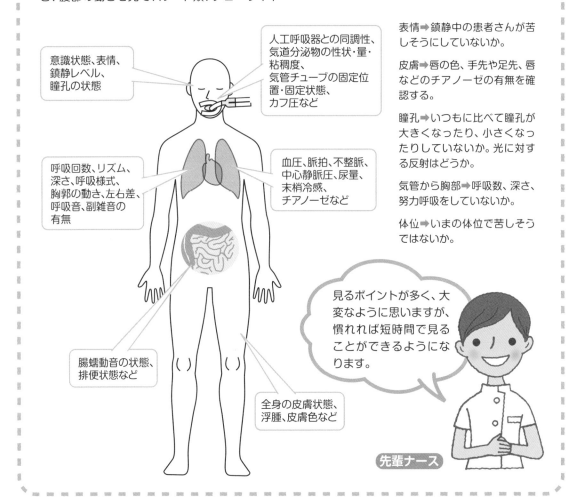

意識状態、表情、鎮静レベル、瞳孔の状態

人工呼吸器との同調性、気道分泌物の性状・量・粘稠度、気管チューブの固定位置・固定状態、カフ圧など

呼吸回数、リズム、深さ、呼吸様式、胸郭の動き、左右差、呼吸音、副雑音の有無

血圧、脈拍、不整脈、中心静脈圧、尿量、末梢冷感、チアノーゼなど

腸蠕動音の状態、排便状態など

全身の皮膚状態、浮腫、皮膚色など

表情➡鎮静中の患者さんが苦しそうにしていないか。

皮膚➡唇の色、手先や足先、唇などのチアノーゼの有無を確認する。

瞳孔➡いつもに比べて瞳孔が大きくなったり、小さくなったりしていないか。光に対する反射はどうか。

気管から胸部➡呼吸数、深さ、努力呼吸をしていないか。

体位➡いまの体位で苦しそうではないか。

見るポイントが多く、大変なように思いますが、慣れれば短時間で見ることができるようになります。

先輩ナース

触れて感じてみよう（触診）

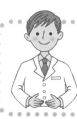

触診では、患者さんの体に触れることで患者さんの変化を読み取ります。人工呼吸器の患者さんの胸部に直接手をあてて、様々な変化を見逃さないようにしましょう。

触診で感じられる５つのポイント

触診では、胸の動きと、見るだけではわからない皮下の状態を確認します。

① **胸郭が拡大していないか。**
② **胸郭の動きは左右対称か。**
　左右差があれば、片肺挿管の可能性もあります。
③ **分泌物による振動はないか。**
④ **皮下気腫はないか。**
　触れるとプチプチするような独特の感覚があります。
⑤ **浮腫があるかないか（背側に手をあてて確認）。**

胸の動きや皮下気腫、浮腫は触診でもわかります。

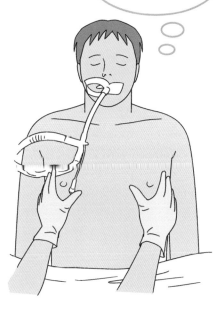

なぜ、胸郭の動きが左右対称でないといけないの？
胸郭の動きが左右対称ではない場合、ガス交換が効果的に実施されていない可能性があります。そのままでは呼吸器や循環器に悪影響を及ぼします。

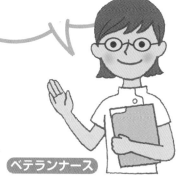

ベテランナース

胸の音を確認しよう（聴診）

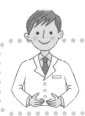

聴診は、聴診器を使って耳で呼吸音を確認することです。異常に気付くためには、患者さんの正常なときの呼吸音を覚えておくことが大切です。

 ## 聴診の順番と部位

　聴診器を前面10か所、背面10か所にあてて確認していきます。

　呼吸音は人工呼吸器装着時のほうが大きく聞こえる以外には、一般の呼吸音と同じです。

　①の頸部では、カフ圧の調整不足でガスが漏れていないかを確認したり、チューブに分泌物が溜まって、ガスの通過を邪魔していることに気付いたりできます。

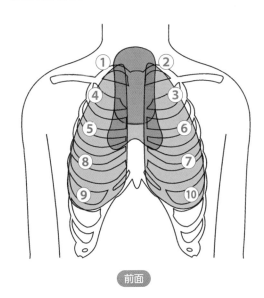

前面

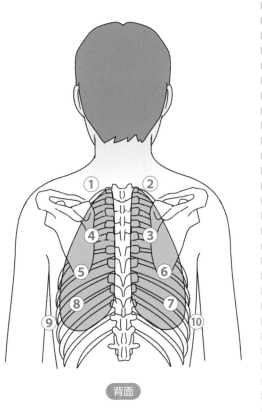

背面

副雑音って何？

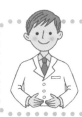

副雑音とは、呼吸音に混ざって聞こえる雑音のことです。副雑音が聞こえた場合は、気道に分泌物が溜まっていること、肺炎や心不全の症状が疑われます。

連続性ラ音：連続して聞こえる副雑音

高音性連続性ラ音：「ピューピュー」「ヒューヒュー」という笛のような高音。呼気時に聞こえることが多く、吸気時にも聞こえる場合は深刻な症状があるので注意が必要です。気管支喘息や慢性閉塞性肺疾患により生じます。

低音性連続性ラ音：「グーグー」「ガーガー」といういびきのような低音。呼気と吸気のどちらかで聞こえることもありますし、両方で確認できる場合もあります。頸部でも音が聞こえることがあるのが特徴です。

断続性ラ音：連続性がなく聞こえる副雑音

ファイン・クラックル（捻髪音）：「パチパチ」「バリバリ」という細かい高音。髪の毛を耳元でねじり合わせるような音です。間質性肺炎＊などで聞かれることがあります。

コース・クラックル（水泡音）　「ブツブツ」「ブクブク」という粗い低音。吸気前半から聞こえ始め、呼気時にも聞こえます。

最初はわかりにくいですが、慣れてくると聞き分けられるようになります。

先輩ナース

＊**間質性肺炎**　間質とは肺胞壁や肺胞を囲んでいる組織。間質性肺炎は、その組織が炎症を起こしているということ。原因不明のものが多く、治療も困難な症状。

肺音の分類を見てみよう

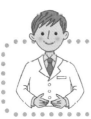

肺音には、正常な呼吸音のほかに様々な副雑音があります。ここでは、下の図に従って肺音の分類を見てみましょう。

✚ 異常な肺音（副雑音）の分類

肺音の異常に気付いたら、いま「肺がどうなっているか」を想像してみましょう。

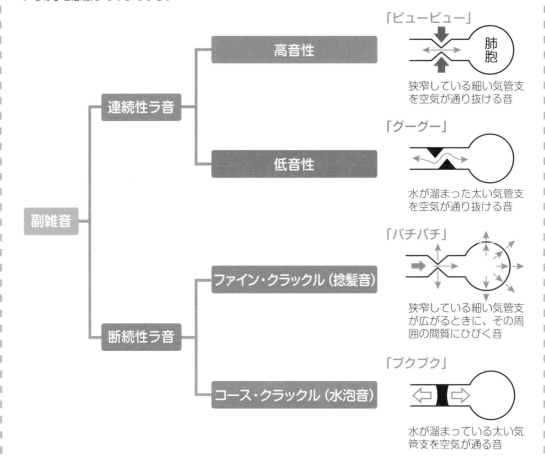

肺音の状態によって、肺の中で何が起きているか、アセスメントできましたか？

chapter 9

合併症ってどんなもの？

人工呼吸は生きるために必要ですが、

合併症を引き起こす可能性もあります。

看護師としてはリスクを知っておくことも大切です。

合併症とは？

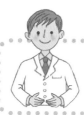

人工呼吸管理中の合併症には、様々な種類のものがあります。どんなものがあるのか考えてみましょう。

様々な合併症の種類

人工呼吸管理による合併症には様々な種類のものがあり、下表のとおり大きく5つに分類されます。

	分類	人工呼吸管理による合併症
	気道や回路に関するもの	回路のリークや閉塞、気道のリークや閉塞、カフ破裂、事故抜管、自己抜管、分泌物の詰まり、気道損傷、片肺挿管（気管チューブを深く挿入しすぎることで起こる）、その他
	肺の加圧に関するもの	気胸、縦隔気腫、皮下気腫、内因性PEEP、その他
	酸素投与に関するもの	肺障害、その他
	感染症	人工呼吸器関連肺炎（VAP）、その他
	循環障害	血圧低下、肺血栓塞栓症、その他

人工呼吸管理中の血圧低下

どうして、人工呼吸管理中は血圧が下がるのでしょうか。

健康な人の自発呼吸では胸腔内が陰圧になり、そこで静脈環流が戻ってきます。しかし、人工呼吸の場合は常に陽圧がかけられているため、静脈環流の量が少なくなり、心拍出量が減少します。それに伴って、血圧も下がってしまうのです。

バッキングとは？

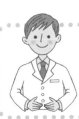

バッキングとは、人工呼吸管理中に患者さんが咳き込んでしまうことです。健康な人でも防衛反応として咳が出ることはありますが、人工呼吸管理中で鎮静状態の患者さんが咳き込む場合は、何らかの注意が必要です。

バッキングの原因とは？

バッキングの原因は大きく分けて2つです。

① 挿管チューブやカフによる違和感。
② 気道に溜まっている分泌物。

バッキングが起きたらどうすればいい？

バッキングが起きたら①〜⑤の順番で原因を確認していきます。

① 患者さんの状態を見て、バッグバルブ換気に切り替えます。
② 分泌物の吸引、カフ圧の調整、呼吸器回路内の結露のチェックをします。患者さんの状態が落ち着いたら、人工呼吸器に戻します。
③ 人工呼吸器の設定を医師と相談します。
④ 患者さんの鎮静・鎮痛が不十分なら、薬の量も医師と相談します。
⑤ 挿管チューブが原因である場合は、チューブを交換しましょう。

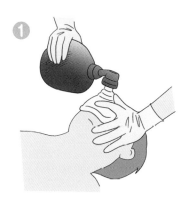
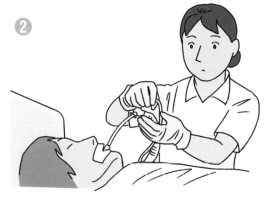

ファイティングとは？

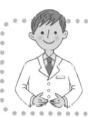

ファイティングとは、患者さんの自発呼吸と人工呼吸器の換気のタイミングが合わないことです。ファイティングが起こると呼吸不全や気道内圧の上昇が起こるので注意が必要です。

ファイティングの原因とは？

　ファイティングの原因としては大きく4つが考えられます。

① 鎮静・鎮痛が適切でない。
② 人工呼吸器の設定が合っていない。
③ 人工呼吸器回路のリーク（127ページ参照）が起きている。
④ 挿管チューブが閉塞している。

ファイティングが起きたらどうすればいい？

　ファイティングが起きたら❶〜❺の順番で原因を確認していきます。

❶ 患者さんの状態を見て、バッグバルブ換気に切り替えます。
❷ 必要に応じて分泌物の吸引、呼吸器回路内の結露のチェック、リークのチェックを行います。患者さんの状態が落ち着いたら、人工呼吸器に戻します。
❸ 人工呼吸器の設定を医師と相談します。
❹ 患者さんの鎮静・鎮痛が不十分なら、薬の量も医師と相談します。
❺ 挿管チューブが原因である場合は、チューブを交換しましょう。

自己抜管って何？

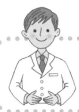

自己抜管とは、患者さんが自分で挿管チューブを抜いてしまうことです。自己抜管を防ぐにはどうすればいいのか考えてみましょう。

自己抜管の原因

自己抜管が起きる原因には、以下のようなもの あります。

① **鎮静・鎮痛が適切ではない。**
② **不穏・せん妄で体がよく動く。**
③ **意識障害がある。**

自己抜管を予防するには、どうすればいい？

自己抜管を防ぐには、以下のような方法があります。

① **適切な鎮静・鎮痛レベルを維持する**
ウィーニングのタイミングによって適切な鎮静と鎮痛、呼吸管理が必要になります。患者さんの状態をよく観察して、薬剤量の調整を検討しましょう。

② **精神的ケアを心がける**
人工呼吸器をつけた患者さんのストレスは大きいです。声が出せないため会話はできませんが、50音ボードを使って訴えを確認したり、患者さんに状況を説明するなどして、患者さんが安心できるようにコミュニケーションをとりましょう。

③ **抑制・拘束をする**
患者さんの安全確保のため、やむを得ない場合のみ行います。本人や家族の承諾を得てから行いましょう。

事故抜管って何？

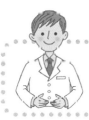

事故抜管とは、医療行為後に何らかの要因で挿管チューブが抜けてしまうことです。事故抜管を防ぐにはどうすればいいのか考えてみましょう。

事故抜管の原因

事故抜管が起きる原因には、以下のようなものがあります。

① **体位変換。**
② **口腔ケア。**
③ **気管挿管チューブがうまく固定されていない。**
④ **人工呼吸回路に遊びが残っていない。**

事故抜管を発見したら、どうすればいい？

事故抜管が起こらないように気を付けていても、完全に防ぐことは難しいです。万が一、事故抜管を発見したらどうすればいいのかを考えてみましょう。

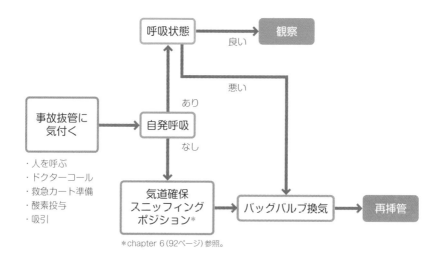

*chapter 6（92ページ）参照。

回路のリークに注意しよう

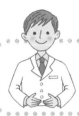

リークとは、人工呼吸器回路の破損や、きちんと接続されてないことで起こる、空気（ガス）漏れのことです。

音で気付くには

人工呼吸器回路でリークが起こっている場合は、シューという空気の漏れる音がします。また、カフ圧不足のときは患者さんの喉元でゴロゴロという音がします。また、聞こえるはずのない患者さんの声が聞こえることで気が付く場合もあります。

グラフィックモニターで気付くには

グラフィックモニターでは、設定換気量が保てなかったり、回路内圧が低下してアラームが鳴ることで気付くことができます。

リークを防ぐために注意することは？

リークを防ぐためには、人工呼吸器回路の定期的な点検が大切です。

●チューブの点検

気管挿管チューブの長さと、固定の状態を確認しましょう。気管切開の場合、チューブの固定ベルトのしまり具合、気管切開孔の状態を確認しましょう。

●カフ圧の点検

カフ圧計を使うと共に、頸部の聴診もしましょう。

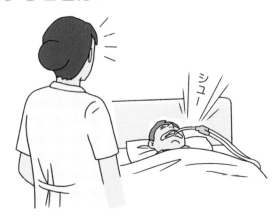

シュー

気付くってホントに大事！

　ふだん、新人看護師や異動してきた看護師は、目の前のことだけで手一杯なので、いろいろなことに「気付く」のは難しいかもしれません。

　でも、あなたのちょっとした「あれ？」という気付きが、患者さんの命を救うこともあります。

　「気付き」には、大きく3つあると考えましょう。

①過去との違いに気付くこと
②本来あるべき状態との違いに気付くこと
③これまでの見方との違いに気付くこと

　この中で特に看護師が持つべき感覚は、2番目の「本来あるべき状態との違いに気付くこと」ではないでしょうか。

「本来なら、いびきをかかずに眠っているはず」
「本来なら、苦しそうな顔はしていないはず」
「本来なら、人工呼吸器のアラームは鳴らないはず」

　こういった「本来なら」とは違う状況にあることに、「あれ？」と思えるかどうかが、看護師としての力量の差なのではないでしょうか。

　「あれ？」と思えるようになるにはまず、「本来なら」の姿が、きちんとイメージできていることが大事。

　患者さんのいまの病状や、使用している薬剤の影響、治療内容などから想定される「本来なら」の姿を、常に思い浮かべられるようになりましょう。

chapter 10

NPPV（非侵襲的陽圧換気）とは？

・・・

人工的に呼吸をアシストする方法には、

もう1つNPPVがあります。

在宅でも利用される方法ですので、

ポイントをマスターしておきましょう。

NPPV（非侵襲的陽圧換気）とは？

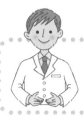
NPPV（非侵襲的陽圧換気）とは、気管挿管や気管切開をしないで、マスクを使って人工呼吸を行う方法です。NIVと呼ぶところもあります。

➕ NPPV（非侵襲的陽圧換気）と気管挿管の違い

NPPVに対して、気管挿管や気管切開のように体の中に管を入れる人工呼吸管理を**侵襲的陽圧換気**といいます。

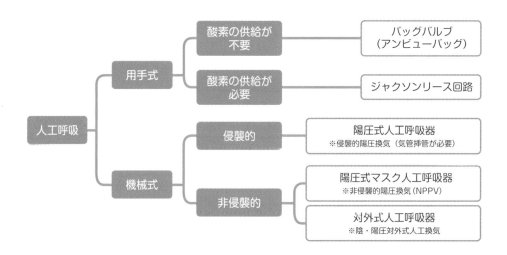

➕ NPPVに使われる人工呼吸器って？

NPPVにはマスクおよび専用の人工呼吸器が使われます。マスクの場合、気管挿管とは違ってある程度は空気が漏れてしまう（リーク）ので、リークを補正して設定された圧を保つために専用の人工呼吸器が必要になります。

NPPVには、BIPAP（2相性陽圧換気）といわれるモードがあります。なお、NPPV用に「BiPAP®」という機械もありますので、呼び方を混同しないようにしましょう。

最近は、NPPVと挿管モードを選択できる汎用の人工呼吸器もあります。

NPPVはどんな人が使えるの？

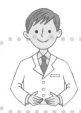

NPPVは、どのような人が使用できるのでしょうか？　ここでは、呼吸不全の中でもNPPVが使用可能な条件について考えてみましょう。

NPPVの適応と禁忌とは？

NPPVは、患者さんの意識状態が安定していることが第一条件です。そのうえで、下表の禁忌に当てはまらなければ、NPPVの適応となります。

NPPVの適応	NPPVの禁忌
・意識が保たれており、協力的である。 ・循環動態が安定している。 ・気道が確保できている、自分で喀痰が排出できるなど、気管挿管の必要性がない。 ・顔面の外傷がない。 ・マスクをつけていることができる。 ・消化管閉塞などがなく、消化管の活動が確認できる。	・不穏があるなど、精神状態が不安定。 ・心肺停止など、循環動態が不安定。 ・上気道閉塞がある。 ・喀痰ができず、吸引が必要。 ・誤嚥の可能性がある。 ・顔面に外傷があり、マスクをつけられない。 ・嘔吐、腸管の閉塞、消化管出血など、消化管に問題がある。

　NPPVの適応に当てはまりそうなら、まずはNPPVを試します。患者さんの苦痛や合併症のリスクを考えると、患者さんの状態がいい場合、NPPVのほうが負担も少なくなるからです。NPPVで何らかの問題が生じた場合は、気管挿管に切り替えることも検討します。

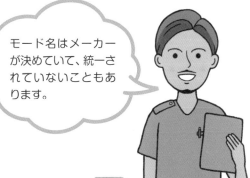

モード名はメーカーが決めていて、統一されていないこともあります。

CE

NPPVのメリットとデメリット

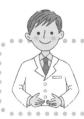

NPPVのメリットやデメリットにはどのようなものがあるのか、気管挿管と比較しながら考えてみましょう。

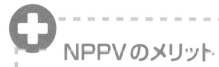

NPPVのメリット

NPPVのメリットは次のとおりです。

①**気管挿管に伴う苦痛を避けられる。**
②**取り外しが簡単にできる。**
③**患者さんの状態によっては食事ができる。**
④**患者さんの状態によっては話すことができる。**
⑤**合併症のリスクが少ない。**

NPPVのデメリット

NPPVのデメリットは次のとおりです。

①**気道の確保が確実に保証されない。**
②**誤嚥のリスクがある。**
③**吸引しにくい。**
④**マスクによる鼻の付け根の褥瘡のリスクがある。**

　気管挿管は痰の吸引が簡単ですが、マスクは吸引が難しいです。そのため、痰の量が多い場合は、NPPVよりも気管挿管のほうが向いていることになります。

NPPVを開始しよう

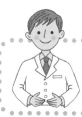

NPPVが適応となりそうな場合、積極的にトライすることも大切です。
NPPVを開始するために必要な準備について考えてみましょう。

患者さんに理解してもらう

NPPVは、気管挿管の人工呼吸管理とは違い、
意識をある程度保った状態でいることが必要です。
そのため、患者さんにNPPVについて次のような
説明をして、理解を得なければなりません。

①なぜ呼吸管理が必要なのか。
②NPPVがどのようなものなのか。
③NPPVを使用することで十分な鎮静ができなくなること。
④NPPVの適応ではなかった場合はどうするか。

NPPVを試してみたけれど適応ではなかった場合についても、患者さんや家族と相談しておくことが必要です。「適応でなかった場合、通常の人工呼吸管理（気管挿管）に切り替えるかどうか」の方針を確認しておきましょう。NPPVは行うけれど気管挿管は行わない、という選択肢もあるからです。

NPPVの開始のコツ

NPPVを始めるなら、患者さんとの意思の疎通がとても重要になります。患者さんがスムーズにNPPVに適応できるように、最初は看護師が声をかけながら、患者さんの呼吸と人工呼吸器のタイミングを合わせる手伝いをしましょう。

患者さんが慣れるまで、マスクは固定しないで看護師が手で支えるといいでしょう。「吸って、吐いて」など、患者さんがわかりやすいように声かけを工夫しましょう。
15〜30分程度、看護師が寄り添うことも大切なケアです。

NPPV マスクのいろいろな種類

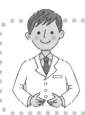 NPPVがうよくいくためには、患者さんに合ったマスクを選ぶことがとても大切です。マスクの種類はいろいろあるので、患者さんと試しながら、フィットするものを見つけていきましょう。

➕ NPPVのマスクにはどんな種類がある?

NPPVのマスクには下表のようなものがあります。
基本は小さいものから順に試します。

呼吸器感染症の人には
この2つを推奨

名称	ネーザル型	フルフェイス型	トータルフェイス型	ヘルメット型
外観				
装着の仕方	鼻を覆う。	鼻と口を覆う。	顔前面のほぼ全体を覆う。	すっぽりとかぶる。
メリット	装着したままでも会話、飲食、排痰ができる。	鼻呼吸でも口呼吸でも対応でき、着脱しやすい。	フィッティングが比較的やりやすい。	フィッティングしやすく、会話や飲水も可能。
デメリット	鼻呼吸ができない、口が閉じられない場合は不向き。	フィッティングが比較的むずかしい。	高価である。閉塞感が強い。	高価である。閉塞感が強い。
皮膚トラブル	圧迫による皮膚トラブルが多い。	圧迫による皮膚トラブルが多い。	見た目の圧迫感ほど、皮膚への圧迫はない。	顔の皮膚への圧迫はない。
適応	睡眠時無呼吸や、呼吸不全の慢性期。	呼吸不全の急性期から慢性期。	呼吸不全の急性期。	呼吸不全の慢性期。

chapter 11

小児の
人工呼吸管理って？

・・

「小児は小さな成人ではない」といわれますが、

呼吸管理についても同様です。

小児のための呼吸管理をマスターしておきましょう。

成人と小児の呼吸管理はどう違う?

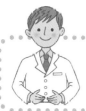

小児の呼吸管理には、大人とは違う特徴があります。そのため、大人以上に特別な注意が必要になります。

小児の呼吸管理の特徴とは?

小児の呼吸管理の特徴には、以下のようなものがあります。

① 基本は鼻呼吸。
② 呼吸数が多く、一回換気量が少ない。
③ 胸郭が未発達のため、横隔膜での腹式呼吸が多い。
④ 気道が狭い。
⑤ 気道の抵抗が高い。
⑥ 呼吸疲労を起こしやすい。
⑦ 腹部が大きく胸腔が小さい。
⑧ 気管が短いため、狭窄部が声門下になる。

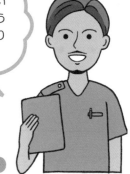

小児は細胞が若いので、成人とは違う酸素化効果があります。

CE

小児の口腔内はどうなっているの?

小児の口腔内は、全体の大きさと比較して舌が大きいため、舌根沈下しやすくなっています。上気道を閉塞しやすいので注意が必要です。

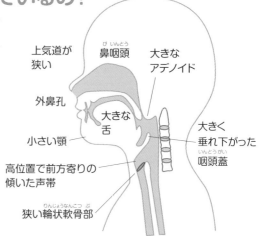

上気道が狭い
鼻咽頭（びいんとう）
大きなアデノイド
外鼻孔
大きな舌
小さい顎
大きく垂れ下がった咽頭蓋（いんとうがい）
高位置で前方寄りの傾いた声帯
狭い輪状軟骨部（りんじょうなんこつぶ）

小児の気管挿管で 気を付けること

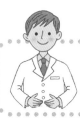

小児の気管挿管は、成長が未発達のため成人と同じ処置にはなりません。では、実際に何が違っているのかを考えてみましょう。

気管挿管で使用する物品の違い

　気管挿管で使用する物品の違いには、どんなものがあるのでしょうか。

①**小児の体重や年齢によって適切な物品の大きさを用意する（種類は同じ）。**
　患者さんに合った大きさの器具を用意します（喉頭鏡にもいろいろな大きさのものがあります）。
②**小児に使われる気管チューブは、カフなしのものが多い。**

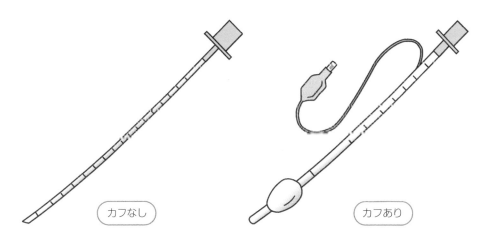

カフなし　　　　　　　　　　カフあり

気管チューブのサイズの適応とは？

気管チューブの大きさには、次表のような目安
があるので参考にしてください＊。

年齢（月齢）	気管チューブの内径（mm）		深さ （経口）	喉頭鏡の ブレード	吸引 カテーテル
	カフなし	カフあり			
新生児	2.5-3.5		7-11	直 0-1	5
6か月	3.0-4.0		10-12	直 0-1	5-6
1歳	3.5 4.5		11-13	直 1	6-7
2歳	4.0-4.5	4.0-4.5	12-13	直 2、曲 2	6-8
4歳	4.5-5.5	4.5	13-15	直 2、曲 2	6-8
6歳	5.0-5.5	5.0	15-16	直 2、曲 2	8-10
8歳		5.5-6.5	16-19	直 2、曲 2	8-10
10歳		6.0-6.5	17-19	直 2、曲 2	8-10
12歳		6.7-7.0	19-20	曲 3	10-12

● AHA（American Heart Association）による「2015 American Heart Association Guidelines for CPR & ECC」
　では、気管チューブのサイズは次の式で求めること、となっています。
　・1～2歳：カフなし気管チューブの内径（mm）＝ 4 ＋（年齢／ 4）
　・2歳以上：カフ付き気管チューブの内径（mm）＝ 3.5＋（年齢／ 4）
● また、適切な吸引カテーテルの太さ（Fr）は次の式で計算します（3Fr ＝ 1mm）。
　・気管チューブの内径（mm）× 3 × 1/2 以下の太さ（Fr）

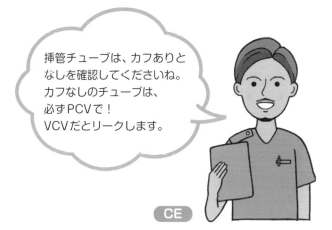

挿管チューブは、カフありと
なしを確認してくださいね。
カフなしのチューブは、
必ずPCVで！
VCVだとリークします。

CE

＊出典：『オールカラー ナースのための やさしくわかる人工呼吸ケア（第2版）』ナツメ社、
　　　　京都府立大 小児ICUマニュアル http://www.f.kpu-m.ac.jp/k/picu/respiration/res-b-2.htmlより改変。

小児の吸引で気を付けること

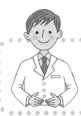

小児の気管吸引で気を付けることには、どんなものがあるでしょうか。また、注意点を踏まえた予防策についても考えてみましょう。

✚ 小児の吸引を実施するときの注意って?

小児の吸引では、以下の点に注意が必要です。

● **吸引カテーテルは適切な大きさのものを選ぶ**

小児はもともと無気肺を起こしやすいため、大きい吸引カテーテルを使用すると、無気肺を起こす確率が高くなります。

予防策 吸引では適切な大きさのカテーテルを使用しましょう。前ページの表を参考にしてください。

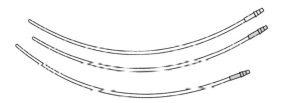

● **気管挿管チューブの固定に注意する**

小児は顔の面積が狭いため、固定テープを貼る箇所も限られてきます。また、唾液などによってはがれやすくなります。

予防策 チューブが固定されているかどうか頻回にチェックして、固定テープが不安定な状態になる前に貼り替えましょう。

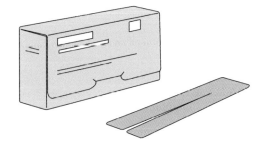

小児の気管チューブ固定のポイント

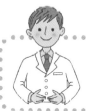

小児は唾液などで固定テープが外れやすく、また動きも大きいため、気管チューブを固定するにはいくつかのポイントがあります。

✚ 小児の気管チューブ固定をしてみよう

気管チューブの固定方法はいくつかありますが、ここでは2つの方法を見ましょう。

● 固定テープを2本使用する固定方法

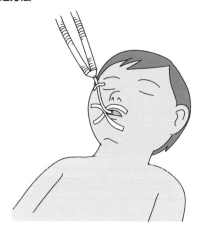

❶ まず、小児の右頬上から開始して、チューブを2回転し、上唇に沿うようにテープを貼ります。

❷ もう1本の固定テープは、小児の右下顎から開始して、チューブを2回転し、下唇に沿うようにテープを貼ります。

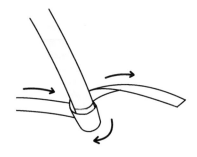

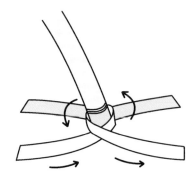

● 固定ワイヤーを使用する方法

❶ 固定ワイヤーに絹糸を結んだものを用意します。

❷ 挿管後、気管チューブと固定ワイヤーを絹糸で固定します。そして、ワイヤーを顔の丸みに合わせて湾曲させます。

❸ 安息香チンキを頬に塗り、固定ワイヤーを紙テープで固定します。

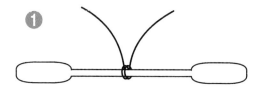

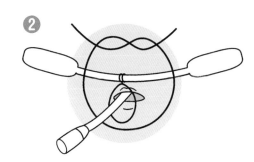

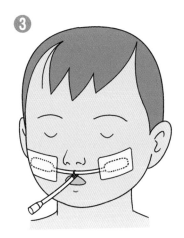

出典:『人工呼吸ケア「なぜ・何」大百科』照林社より。

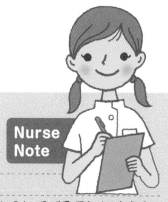

家族の気持ちを考えたケアを

Nurse Note

　成人患者さんでも家族へのケアは大切ですが、乳児や小児の患者さんの場合は、よりいっそう家族へのケアが重要となります。

　家族の不安や心配事はしっかりと受け止め、医師や先輩ナースとも情報を共有し、統一された行動を心がけましょう。

MEMO

chapter 12

呼吸器Q&A

人工呼吸器についていろいろ学んできましたが、
日常のケアの中ではやっぱり、「どうして?」と思うことが出てきます。
患者さんの安全のためにも、少しでも疑問に思ったことは、
人工呼吸器のプロ、CEさんに聞いてみましょう。

教えて！ CEさん
（呼吸器Q&A）

Q PaO₂が下がったらどうしたらよいですか？

A まず、患者さんの呼吸に変化がないか確認しましょう。換気量に変化はありませんか？

・**呼吸器設定（酸素濃度、吸気圧、吸気時間など）の変更はしていませんか？**
ほんの少しの変更でも血液ガスに影響を及ぼす可能性があります。

・**呼吸器の波形に変化はありませんか？**
痰が溜まっていると波形に変化が見られます。聴診と合わせて確認しましょう。

・**水分バランスはどうですか？**
尿量の減少に気付かず、プラスバランスになっていて、肺に水分が貯留していることがあります。

Q PaCO₂が上がったらどうしたらよいですか？
また、PaCO₂を下げすぎたらどうしたらよいですか？

A まず、その患者さんの血液ガスはどの設定項目に一番影響されるのか、を見極めます。
換気回数ですか？
吸気圧ですか？
吸気時間（ガス交換をする時間）ですか？
ガス交換機能が低下している患者さんの場合、換気回数を増加したところで意味はありません。
また、ガス交換機能が正常な患者さんの場合、吸気時間の延長は有効ではありません。
その患者さんの一番影響される設定項目を見極め、PaCO₂をコントロールしましょう。

換気回数に影響される患者	PaCO₂を下げる場合、換気回数増加 PaCO₂を上げる場合、換気回数減少
吸気圧に影響される患者	PaCO₂を下げる場合、吸気圧増加 PaCO₂を上げる場合、吸気圧減少
吸気時間に影響される患者	PaCO₂を下げる場合、吸気時間延長 PaCO₂を上げる場合、吸気時間短縮

Q 換気量が入らなくなりました。どうしたらよいですか？

A まず、患者さんの呼吸に変化がないか確認しましょう。換気量に変化はありませんか？

・**呼吸器設定（酸素濃度、吸気圧、吸気時間など）は変更していませんか？**
ほんの少しの変更でも血液ガスに影響を及ぼす可能性があります。

・**呼吸器の波形に変化はありませんか？**
痰が溜まっていると波形に変化が見られます。聴診と合わせて確認しましょう。

・**水分バランスはどうですか？**
尿量の減少に気付かずにいると、肺に水分が溜まることがあります。

Q BiLevelのほうがSIMVより血液データがよい感じがするんですが？

A モードに良し悪しはありません。各モードにはそれぞれ長所と短所があり、その患者さんに合ったモードを選択することが大切です。

ですが、強いて言えば、BiLevelはSIMVに比べ吸気時間が長く設定できるため、ガス交換が長く行われ、血液ガスデータが良いことがあります。

Q CMVのような100％機械換気のモードと、SIMVのような調整換気のモードと使い分ける必要はあるのでしょうか？

A 必要ありません。SIMVのような調整換気のモードでは、自発呼吸がなくなれば機械換気が作動し、自発呼吸がある場合は自発呼吸をサポートしてくれるので、100％機械換気のモードは必要ありません。

Q モードがたくさんあって、どれがよいのかわかりません。

A 症例に対して使用するモードは必ずしも決まっているわけではありません。まず、その患者さんの呼吸状態を把握し、人工呼吸器で何を補ってあげればいいかを見極めることが大切です。

人工呼吸器は設定次第で良くも悪くもなります。また、自分が理解しくいないモードより、使い慣れているモードあるいは得意なモードを選択する、というのもひとつの方法だと思います。

Q なぜ、機種によってモードの名称が異なるのですか？

A それは私も思いますが、各メーカーがそれぞれ独自にモードを開発し、名称を付けているからなのです。

ですから、モード名で動作を覚えるのではなく、設定項目から人工呼吸器がどのような動作をするのか想像することが大切になります。設定項目から動作を想像することで、今後、新しいモードが開発されても対応できるようになります。

Q 人工鼻と加温加湿器はどちらがよいのですか？
また、加温加湿器のほうがよいのであれば、すべて加温加湿器でよいのではないのでしょうか？

A 加湿性能を比較すると人工鼻60％、加温加湿器100％と、加温加湿器のほうが肺に優しいといえます。

ですが、人工鼻は細菌、ウイルスの除去性能に優れているため、排菌する可能性がある症例に対しては人工鼻が有効だといえるでしょう。

どちらも症例に合わせて使用することが大切です。また、人工鼻と加温加湿器の同時使用は禁忌なので注意してください。

※人工鼻が加温加湿器の水蒸気によって閉塞してしまう恐れがあります。

Q 人工呼吸器のアラーム設定はどうすればよいのですか？

A アラームの適切な設定値は個々の患者さんの状態によって違うため、一概には決められません。気道内圧上限は肺の既往などによって違いますし、呼吸回数は患者さんの覚醒状況によって違います。つまり、患者さんの容態がどうなったらアラームが鳴ってほしいのか、ということから考えます。

筆者たちは通常、初期設定を気道内圧上限35〜40cmH$_2$O、分時換気量±30％としてスタートし、そのあとは患者さんの状況によって随時変更していきます。

アラームの幅を広げすぎたり、「頻繁に鳴るから」という理由で、患者さんの状態を確認しに行かなくなるようなアラーム設定は、くれぐれもやめましょう。

あとがき

最後まで読んでいただきありがとうございます。

　ナースハッピーライフ編集グループは、看護師のみなさんの生活を少しでもハッピーにできるWebメディアを作ろうと2009年にスタートしました。

　そんな中、看護師さん向けの改訂版として2冊目の本を出版することになるとは、身に余る光栄なお話でした。
　日々頑張る看護師さんの力になれるよう、今後もWebや書籍など、かたちにこだわらず、価値ある情報を提供していきたいと思っています。

　もし「こんな情報がほしい」「こんなことを知りたい」など、ご意見ご要望あるいはご感想などありましたら、ぜひLINE公式アカウントやサイトにメッセージをお寄せください。

　私たちナースハッピーライフのコンテンツは、何よりも看護師さんの目線を大切にしたいと考え、何人もの看護師ライターや看護師モニターの方々のご協力により成り立っています。

　看護師のみなさんと一緒に、ナースの生活を少しでもハッピーにできるような活動を進めていければ、こんなにうれしいことはありません。
　これからもナースハッピーライフをよろしくお願いします。

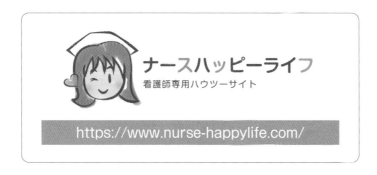

●Webサイト

●LINE公式アカウント

参考文献

●書籍

1) 『はじめてでも 使いこなせる・すぐ動ける 人工呼吸器デビュー』初版
   学研メディカル秀潤社, 2014年

2) 『オールカラー ナースのための やさしくわかる人工呼吸ケア』第2版
   ナツメ社, 2014年

3) 『ここから始める! 人工呼吸ケア』第1版
   照林社, 2013年

4) 『教えて! 先輩 波形の読み方らくらくマスター 人工呼吸器グラフィックモニターの基本』
   第1版, メディカ出版, 2014年

5) 『人工呼吸ケア はじめの一歩』第1版
   照林社, 2019年

6) 『これならわかる! 人工呼吸器の使い方 (ナースのための基礎BOOK)』第1版
   ナツメ社, 2018年

●Webサイト

1) SQUARE-UMIN, 人工呼吸中の鎮静のためのガイドライン, https://square.umin.ac.jp/jrcm/contents/guide/page03.html, 日本呼吸療法医学会 人工呼吸中の鎮静ガイドライン作成委員会, 2007年

2) 一般社団法人 日本蘇生協議会, JRC蘇生ガイドライン2015オンライン版 第2章 成人の二次救命処置, https://www.japanresuscitationcouncil.org/wp-content/uploads/2016/04/0e5445d84c8c2a31aaa17db0a9c67b76.pdf, 2015年

索引

【執筆協力】
溝川　大輔（みぞかわ　だいすけ）
日本私立学校振興・共済事業団 東京臨海病院　中央施設部 臨床工学室室長

門松　佑季（かどまつ　ゆき）
日本私立学校振興・共済事業団 東京臨海病院　中央施設部 臨床工学室

勝間　望（かつま　のぞみ）
日本私立学校振興・共済事業団 東京臨海病院　中央施設部 臨床工学室

【編集協力】
株式会社 エディトリアルハウス

【本文イラスト】
まえだ　たつひこ／タナカ　ヒデノリ

【本文キャラクター】
大羽　りゑ

【著者紹介】

株式会社レアネットドライブ
ナースハッピーライフ編集グループ

2009年6月より、明日の看護ですぐ使える知識を学べるハウツ
ー　サイト「ナースハッピーライフ」(https://www.nurse-happylife.com/) を運営。サイトでは、管理人「椿」と共に、看護
技術、看護用語、転職を有利に進めるためのハウツー、悩みを抱え
る看護師の相談に答える「椿のお悩み相談室」などのコンテンツ
を日々更新。多くの看護師の「困った」を解決している。

ナースハッピーライフ更新情報

・Facebookページ：
　https://www.facebook.com/nursehappylife/
・twitterアカウント：@nurse_happylife
・LINE@：友だち追加QRコード

LINE@：https://line.me/ti/p/%40arr9202l

【監修】
長尾　和宏

医療法人社団裕和会 理事長
長尾クリニック 院長
東京医科大学 客員教授

看護の現場ですぐに役立つ
人工呼吸ケアのキホン [第2版]

| 発行日 | 2021年 3月26日 | 第1版第1刷 |
| | 2023年 2月 3日 | 第1版第2刷 |

著　者　株式会社レアネットドライブ
　　　　ナースハッピーライフ編集グループ

監　修　長尾　和宏

発行者　斉藤　和邦
発行所　株式会社　秀和システム
　　　　〒135-0016
　　　　東京都江東区東陽2-4-2　新宮ビル2F
　　　　Tel 03-6264-3105（販売）Fax 03-6264-3094
印刷所　三松堂印刷株式会社　　　　Printed in Japan

ISBN978-4-7980-6424-6 C3047

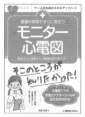

看護の現場ですぐに役立つ
モニター心電図

あなたは分厚い心電図の本を読み、細かい理論やたくさんの心電図の数値を前に、勉強が嫌になったことがありませんか？ 看護の現場では理論よりも実践です。本書は、新人ナースがこれだけは覚えなければならないという心電図の基礎知識をわかりやすく図解で解説した入門書です。心電図は緊急度順に並べられ、すべての心電図に病歴や対処、ドクターコールの具体例、医師が行う治療を記載しているので、看護の現場ですぐに役立ちます。

【著者】 佐藤弘明　【発行】 2015年10月刊
【定価】 1,500円＋税　ISBN 978-4-7980-4297-8

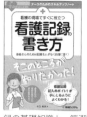

看護の現場ですぐに役立つ
看護記録の書き方

看護記録は、患者さんの日々の状態を記録するだけでなく、医療の透明性を確保するのに欠かせない記録です。特に、医療訴訟における重要な証拠とされています。しかし、新人ナースは日々の業務や看護スキルの習得に追われ、看護記録の書き方を学ぶ余裕がないでしょう。本書は、新人ナースのための看護記録の基礎知識と、簡潔で実用性の高い書き方を学べる入門書です。患者さんのために看護記録をムダなく的確に書きましょう！

【著者】 大口祐矢　【発行】 2015年10月刊
【定価】 1,500円＋税　ISBN 978-4-7980-4438-5

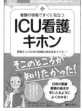

看護の現場ですぐに役立つ
ICU看護のキホン

あなたは集中治療（ICU）看護と聞いて、どんなイメージを持つでしょうか？ ICUへの配属経験のないナースは「いつも忙しそう」「覚えることがたくさんあって大変そう」というマイナスイメージを持つようです。本書は、新人ナースやICUに配属されたばかりのナースのためのICU看護の基本が手に取るようにわかる入門書です。忙しい人でも知りたいことをすぐにイメージできるように、ポイントを絞って簡潔に記載しています。

【著者】 株式会社レアネットドライブ ナースハッピーライフ編集グループ
【発行】 2016年2月刊　【定価】 1,600円＋税
ISBN 978-4-7980-4522-1

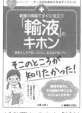

看護の現場ですぐに役立つ
「輸液」のキホン

看護師は様々な科で働いていますが、輸液はどの科でも必要とされる重要なスキルです。しかし、教科書を読んでもわかりにくく苦手にしている方も多いのではないでしょうか。本書は、輸液の基礎知識を看護師が知っておかなければならない範囲に絞って簡潔に解説します。「実際の点滴の仕方」「どのような器具が必要なのか」「輸液ポンプ、シリンジポンプの使い方」といった看護師の現場で役立つ実践的な知識が身に付きます。

【著者】 佐藤弘明　【発行】 2016年7月刊
【定価】 1,500円＋税　ISBN 978-4-7980-4296-1

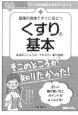

看護の現場ですぐに役立つ
くすりの基本

看護学生にとって薬理学は、わかりづらく苦しい時間です。新人ナースになっても、現場のいそがしさに遠慮して、薬についてわからないことを先輩に聞けないまま不安に過ごしている人がいます。本書は、看護師なら知っておきたい「医薬品の基礎知識」を的確に身に付けられるように、わかりやすく解説した入門書です。間違いやすい薬の特徴や詳しい作用機序など、現場ですぐに使えるポイントがパッと見てわかるようになっています。

【著者】 中尾隆明　【発行】 2016年8月刊
【定価】 1,500円＋税　ISBN 978-4-7980-4722-5

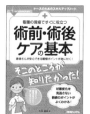

看護の現場ですぐに役立つ
術前・術後ケアの基本

新人看護師にとって術前・術後の看護は、非常に神経を使います。迅速に適切な看護をするには、患者のどこを見て、何を記録するのか、準備するもの、患者の既往や術後の合併症リスクなどの観察ポイントを事前にまとめなければなりません。本書は、新人看護師向けに術前・術後看護における必須の基礎知識をまとめ、効率よく必要な情報を収集し、アセスメントする技能が身に付くスキルアップノートです。患者さんが安心できる看護師になれます！

【著者】 大口祐矢　【発行】 2016年11月刊
【定価】 1,500円＋税　ISBN 978-4-7980-4836-9

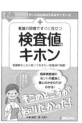

看護の現場ですぐに役立つ
検査値のキホン

血液検査、尿検査など、臨床検査値は、治療の方針や薬の処方等を検討する上での重要な指針です。昨今では、院外処方箋に血液検査の値が表示されるなど、重要度を増しています。本書は、忙しい看護師向けに実践ですぐに役立つ検査値の基礎知識を、イメージしやすいイラスト付きでわかりやすく解説した入門書です。ベテラン看護師による補足説明が随所にあるので、看護師になりたての方からベテランまで幅広く参考にしてください。

【著者】 中尾隆明・岡 大嗣　【発行】 2017年3月刊
【定価】 1,400円＋税　ISBN 978-4-7980-4977-9

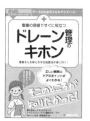

看護の現場ですぐに役立つ
ドレーン管理のキホン

新人ナースにとって、ドレーン管理は知っているようで知らない知識です。ドレーンにはどのような種類があるか、どのようなときにドレナージを行うのか、知らなければならないことがたくさんあります。本書は、新人ナースや介護家族向けに、ドレーン管理に必要な基礎知識や観察ポイントを図解でわかりやすく学べるようにまとめた入門書です。誰かに聞きたくても聞けなかったドレーン管理について、初歩の知識からポイントを絞って簡潔に解説します。

【著者】 株式会社レアネットドライブ ナースハッピーライフ編集グループ・長尾和宏（監）
【定価】 1,500円＋税　【発行】 2017年3月刊
ISBN 978-4-7980-4978-6

看護の現場ですぐに役立つ
シリーズのご案内

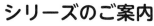

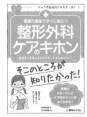

看護の現場ですぐに役立つ
整形外科ケアのキホン

整形外科は、患者さんの日常生活動作 (ADL) の向上が重要な治療目的の一つです。チーム医療が推進されるなか、ナースも整形外科ケアで重要な役割を担っており、患者さんの不安を取り除くなど心身のサポートも求められています。本書は、多忙なドクターや先輩ナースに質問できない人のために、整形外科ケアに役立つ専門知識をコンパクトにまとめたスキルアップノートです。疾患のメカニズムとケアのポイントが身に付きます！

【著者】　宮原明美・永木和載 (監)　　【発行】　2017 年 8 月刊
【定価】　1,600 円＋税　　ISBN　978-4-7980-5039-3

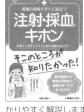

看護の現場ですぐに役立つ
注射・採血のキホン

医療スタッフにとって、注射・採血は基本中の基本といえる業務です。しかし、穿刺の際に痛みを伴うため、患者さんによっては怒りだしたり、トラブルの原因となってしまう可能性が高い医療行為の一つです。本書は、看護経験が比較的浅い看護師向けに、注射と採血を的確に行うための基礎とテクニックをわかりやすく解説します。穿刺について苦手意識を持っている看護師も、正しい手順や知識を理解することで苦手意識の克服ができます。

【著者】　佐藤智寛　　【発行】　2017 年 11 月刊
【定価】　1,400 円＋税　　ISBN　978-4-7980-5245-8

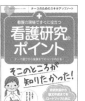

看護の現場ですぐに役立つ
看護研究のポイント

「仕事だけでも手一杯なのに、看護研究の係になってしまった！」看護師さん。その気持ち、よーくわかります。新人に限らず、看護研究に苦手意識を持つ看護師はたくさんいます。本書は、新人看護師を対象に、テーマの決め方から研究デザインの設計、研究計画書の作成、具体的な進め方などを紹介。人前でも恥ずかしくない研究成果の発表など、図版と共にそのコツをていねいに解説します。きっと自信がつくことでしょう。

【著者】　大口祐矢　　【発行】　2017 年 12 月刊
【定価】　1,600 円＋税　　ISBN　978-4-7980-5131-4

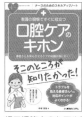

看護の現場ですぐに役立つ
口腔ケアのキホン

口腔の健康は、話すこと、自分の口で食べられることなど日常生活において非常に重要です。しかし、看護師の多忙な業務のなかで患者の口腔ケアは後回しにされがちです。本書は、現場の看護師に向けて、口腔ケアの基本から症状に合わせたケア方法など、患者さんを安心させる口腔ケアの知識を解説します。経口挿管中のケアや片麻痺がある人のケアなど、疾患別の治療法や日常生活の注意点、状態に応じた必要物品などがよくわかります。

【著者】　中澤真弥　　【発行】　2017 年 12 月刊
【定価】　1,400 円＋税　　ISBN　978-4-7980-5249-6

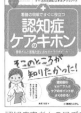

看護の現場ですぐに役立つ
認知症ケアのキホン

認知症ケアの経験が浅いナースは、「認知症の人とどう接していいかわからない」という戸惑いを感じることでしょう。それは認知症を恐ろしいものという誤ったイメージでとらえているからです。本書は、新人ナース向けに、認知症のメカニズムとケアのポイントをわかりやすく解説したスキルアップノートです。認知症患者との日ごろの接し方、問題行動の対処、家族の支え方などを、経験の薄い新人ナースでもしっかり学び理解を深められます。

【著者】　長尾和宏　　【発行】　2017 年 12 月刊
【定価】　1,500 円＋税　　ISBN　978-4-7980-5325-7

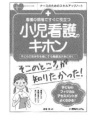

看護の現場ですぐに役立つ
小児看護のキホン

小児看護は、赤ちゃんから高校生まで幅広い患者さんを対象とします。自覚症状を正確に訴えることができない子どもの状態を把握するには、子どもの発達段階に合わせたコミュニケーションが欠かせません。本書は、小児看護に携わるナースを対象に、子どもの気持ちを楽にする看護法とフィジカルアセスメントのノウハウを解説した教科書です。小児の心と体や生活習慣、年齢特有の疾患など、小児看護の基本的なポイントがわかります。

【著者】　渡邉朋 (代表)　　【発行】　2018 年 2 月刊
【定価】　1,500 円＋税　　ISBN　978-4-7980-5246-5

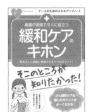

看護の現場ですぐに役立つ
緩和ケアのキホン

緩和ケアは、一般社会だけでなく医療関係者の間でも、がんの終末期ケアと誤解されています。しかし、実際にはがんだけでなく、すべての疾患、領域にまたがる基本の医療です。本書は、新人看護師のために、患者の痛みを癒す緩和ケアの精神と、基本的なスキルをわかりやすく解説した教科書です。トータルペイン (全人的痛み)、薬物治療、非がん疾患における緩和ケア、在宅緩和ケアなど緩和ケアの癒しのポイントがわかります。

【著者】　長尾和宏　　【発行】　2018 年 3 月刊
【定価】　1,400 円＋税　　ISBN　978-4-7980-5188-8

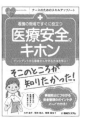

看護の現場ですぐに役立つ
医療安全のキホン

インシデントから患者さんを守る医療安全とは、エラーやミスをしないことでしょうか？ 高い緊張感でしょうか？　実際の医療現場では、安全な看護や医療を願いながら、避けられないエラーが発生し、同じようなミスが繰り返されています。本書は、医療現場のなかでもエラーやミスに関与しやすい新人看護師を対象に、インシデントを「学び」に予防する方法を解説します。事故防止につながる安全管理のポイントがよ～くわかります。

【著者】　大坪陽子・荒神裕之・雜賀智也　　【発行】　2018 年 3 月刊
【定価】　1,500 円＋税　　ISBN　978-4-7980-5289-2

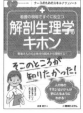

看護の現場ですぐに役立つ
解剖生理学のキホン

看護学校で必死に勉強しても、いざ現場に出たらわからないことだらけ。現場で患者さんや病気と向きあって、はじめて学校の授業が理解できた。これはナースなら誰でも経験がある話です。本書は、現場で働くナースを対象に医学知識の基礎になる解剖生理学をあらためて解説した、現場で役立つスキルアップノートです。たくさんの教科書を引っ張り出す前に、総復習として利用していただくことで、覚えた知識を手軽に再確認できます。

【著者】 野溝明子　【発行】 2018 年 3 月刊
【定価】 1,600 円＋税　ISBN　978-4-7980-5324-0

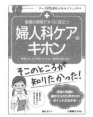

看護の現場ですぐに役立つ
婦人科ケアのキホン

婦人科は臨床実習で回ることもあまりないため、配属された看護師は、はじめて見る診察方法や使用機械などに戸惑うでしょう。ところで婦人科に戸惑うのは看護師だけではありません。患者さんも不安や緊張を感じます。本書は、はじめて婦人科に配属された看護師のために、主な診察や処置、検査、疾患、治療のポイントなどを基本から丁寧に解説します。しっかりとした技術と知識を身に付けて、患者さんの不安に応えてあげてください。

【著者】 岡田宏子　【発行】 2018 年 5 月刊
【定価】 1,500 円＋税　ISBN　978-4-7980-5388-2

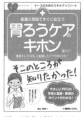

看護の現場ですぐに役立つ
胃ろうケアのキホン

不安でいっぱいな胃ろう患者と家族のために、胃ろうの知識を持つ医療者の育成が急務となっています。本書は、胃ろうについて知りたい医療関係者を対象に、PEG の手法と増設・管理のポイント、トラブル解決をわかりやすく紹介します。胃ろう造設前のケアから、PEG カテーテルの手入れのコツ、栄養剤注入の手順、PEG が抜けてしまったときや嘔吐などのトラブル対応など、ケアの現場で得られるノウハウ満載です。

【著者】 西山順博　【発行】 2018 年 7 月刊
【定価】 1,600 円＋税　ISBN　978-4-7980-5302-8

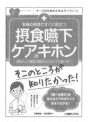

看護の現場ですぐに役立つ
摂食嚥下ケアのキホン

私たちは、誰もが口からものを食べる行為を当たり前のこととして生活しています。しかし、高齢化など様々な理由から飲み込み機能に障害をきたし、口から食べることが困難な患者さんも少なくありません。本書は、看護の現場で求められる、老化にともなう摂食嚥下の問題や、高齢者への対応をやさしく解説した、ナースのためのスキルアップノートです。口から食べることの意義、疾患別の対応法、予防や在宅ケアの支援方法などがわかります。

【著者】 斉藤雅史・松田直美　【発行】 2018 年 9 月刊
【定価】 1,500 円＋税　ISBN　978-4-7980-5418-6

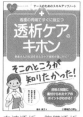

看護の現場ですぐに役立つ
ストーマケアのキホン

ストーマ造設術を受けた患者さんは、身体的ケアはもちろんのことですが、精神的ケアも欠かせません。本書は、臨床現場の忙しいナースのために、ストーマケア看護の知識と技術について、体系的にわかりやすく解説したスキルアップノートです。前提知識から、ストーマ用品の特徴と使い方、ストーマリハビリテーション、ストーマスキンケアまでの一連の流れのポイントがわかります。本書一冊だけでストーマケアの全容がつかめます。

【著者】 梶西ミチコ　【発行】 2018 年 5 月刊
【定価】 1,500 円＋税　ISBN　978-4-7980-5051-5

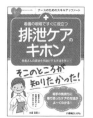

看護の現場ですぐに役立つ
透析ケアのキホン

日本では、透析患者が年々増加しており、今後、透析を受けながら生活する人を支える場面は広がるばかりと思われます。本書は、透析室や腎臓内科病棟に配属され、透析ケアに携わることになった看護師を対象に、透析ケアのキホンを丁寧に解説したナースのためのスキルアップノートです。腎臓の仕組みから、血液透析、腹膜透析、腎臓病患者の合併症、高齢透析患者に対する看護など、ナースが知っておきたいポイントがわかります！

【著者】 植木博子　【発行】 2018 年 6 月刊
【定価】 1,400 円＋税　ISBN　978-4-7980-5429-2

看護の現場ですぐに役立つ
排泄ケアのキホン

排泄は人が生きていくうえで欠かせない行為です。年齢を重ねるごとに排泄障害のリスクは高くなりますが、「恥ずかしい」「見られたくない」などの理由で障害を隠す患者さんもいます。本書は、看護師が患者さんの様々な事情を理解し、排泄に関わる基本的な知識を学べるようにポイントを絞って解説した、排泄ケアの入門書です。障害の原因を知るアセスメントや患者さんを安心させるアプローチ、症状に応じた排泄方法などがわかります。

【著者】 中澤真弥　【発行】 2018 年 7 月刊
【定価】 1,500 円＋税　ISBN　978-4-7980-5386-8

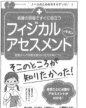

看護の現場ですぐに役立つ
フィジカルアセスメントのキホン

フィジカルアセスメントが看護師にとって欠かせないものとして看護基礎教育に導入されてから、はや10年が経ちました。とはいえ、実際に学校や大学で習った技術を臨床の現場で使うのは簡単なことではありません。本書は、看護の現場における目の前の患者さんや、緊急時の救命に必要なフィジカルアセスメントの基礎知識をわかりやすく解説します。臨床でよく見られる症状を系統別にあげ、それぞれに必要なアセスメントを紹介します。

【著者】 横山美樹・足立容子・片桐郁代　【発行】 2018 年 12 月刊
【定価】 1,400 円＋税　ISBN　978-4-7980-5248-9